Haithem A Al-Rubaie
Zahraa A Al-Rawi
Ali M Jawad

CD49d como um potente marcador de prognóstico na leucemia linfocítica crónica

Haithem A Al-Rubaie
Zahraa A Al-Rawi
Ali M Jawad

CD49d como um potente marcador de prognóstico na leucemia linfocítica crónica

Em correlação com a expressão de CD38, ZAP-70 e o estádio clínico de Binet

ScienciaScripts

Cover image: www.ingimage.com

This book is a translation from the original published under ISBN 978-3-659-89406-0.

Publisher:
Sciencia Scripts
is a trademark of
Dodo Books Indian Ocean Ltd. and OmniScriptum S.R.L publishing group

120 High Road, East Finchley, London, N2 9ED, United Kingdom
Str. Armeneasca 28/1, office 1, Chisinau MD-2012, Republic of Moldova, Europe
Managing Directors: Ieva Konstantinova, Victoria Ursu
info@omniscriptum.com

Printed at: see last page
ISBN: 978-620-8-62208-4

Índice de conteúdo

AGRADECIMENTOS

Gostaríamos de expressar o nosso especial agradecimento a todos os que nos deram a oportunidade de ouro de fazer esta maravilhosa investigação....

A todos os familiares, amigos e outras pessoas que, de uma forma ou de outra, partilharam o seu apoio, obrigado.

Lista de abreviaturas

ALC	Absolute lymphocyte count
APC	Allophycocyanin
ATM	Ataxia telangiectasia-mutated
BM	Bone marrow
BCR	Breakpoint cluster region
CBC	Complete blood count
CD	Cluster of differentiation
CLL	Chronic lymphocytic leukemia
CT	Computed tomography
EDTA	Ethylene diamine tetra acetic acid
FAB	French-American-British
FC	Flow cytometry
FISH	Fluorescence in situ hybridization
FITC	Fluorescein isothiocyanate
FSC	Forward scatter
Hb	Hemoglobin
i.e.	That's to say
IGHV	Immunoglobulin variable heavy chain
IQR	Inter quartile range
IWCLL	International workshop group on chronic lymphocytic leukemia
LAP	Lymphadenopathy

MBL	Monoclonal B cell lymphocytosis
McAb	Monoclonal antibody
miRNA	microRNA
M-CLL	Mutated chronic lymphocytic leukemia
NHL	Non Hodgkin lymphoma
PCR	Polymerase chain reaction
PLL	Prolymphocytic leukemia
PB	Peripheral blood
SLL	Small lymphocytic lymphoma
SmIg	Surface membrane immunoglobulin
SSC	Side scatter
TCR	T cell receptor
U-CLL	Unmutated chronic lymphocytic leukemia
VCAM-1	Vascular cell adhesion molecule 1
VEGF	Vascular endothelial growth factor
VH	Heavy chain variable region
Vs.	Versus
WBC	White blood cell
WHO	World Health Organization
ZAP-70	Zeta-chain-associated protein kinase 70

Objetivo do estudo

Este estudo foi concebido para:

1. Avaliar a expressão de CD49d em doentes com LLC recentemente diagnosticados.

2. Correlaciona a expressão de CD49d com marcadores de prognóstico conhecidos (CD38 e ZAP-70) e com o estadiamento clínico de Binet (A, B, C).

Resumo

Antecedentes:

A leucemia linfocítica crónica é uma doença heterogénea com um curso clínico e resultados altamente variáveis, caracterizada pela acumulação de uma população monoclonal de pequenos linfócitos B de aspeto maduro no sangue, na medula óssea e nos tecidos linfóides. Foram utilizadas várias caraterísticas clínicas e biológicas para separar os doentes com LLC em subgrupos com diferentes prognósticos e que requerem diferentes abordagens terapêuticas. As expressões de CD49d, CD38 e ZAP-70 foram propostas como marcadores de fácil investigação (por citometria de fluxo) que demonstraram prever de forma independente o prognóstico na LLC.

O CD49d, uma molécula de adesão que medeia as interações célula-célula e célula-matriz extracelular, representa um novo marcador de prognóstico para a LLC. O CD38 tem um papel fundamental na iniciação e modulação de uma série de sinais de entrada do microambiente, sendo a sua expressão uma medida da divisão celular e um reflexo do crescimento in vivo. A ZAP-70 é uma proteína tirosina quinase e é importante para a sinalização das células T. As células B da LLC podem expressar este marcador de forma variável, mas a sua positividade é um dos factores de prognóstico para prever o curso da doença.

Objetivo do estudo:

Avaliar a expressão de CD49d em doentes com LLC recentemente diagnosticada e correlacioná-la com marcadores de prognóstico conhecidos (CD38 e ZAP-70) e com o estadiamento clínico de Binet (A, B, C).

Doentes, materiais e métodos:

Trinta pacientes adultos com LLC recém-diagnosticada foram selecionados do ambulatório de hematologia do Medical City, Hospital Universitário de Oncologia, durante o período de 5 de dezembro de 2014 a 15 de abril de 2015. A idade média (anos) foi de 60,5 ± 10,8 (média ± DP), sendo 25 do sexo masculino e 5 do sexo feminino. O diagnóstico foi baseado na morfologia e imunofenotipagem por citometria de fluxo com um escore > 3. O sistema de estadiamento de Binet foi usado para o estadiamento clínico.

Foi colhida uma amostra de sangue periférico de 5 ml de cada doente e transferida para um tubo de ácido etilenodiamino tetra-acético. O hemograma completo foi efectuado por um analisador automático (Cell-DYN, RUBY ABBOTT Diagnostic, EUA) e a contagem de reticulócitos foi feita manualmente.

A expressão dos antigénios marcadores de superfície CD49d, CD38 e ZAP-70 foi investigada por quatro cores (Partec Cyflow® Cube 6, Alemanha) na altura do diagnóstico.

Resultados:

A idade média dos doentes com LLC incluídos neste estudo foi de 60,5 ± 10,8 anos, com um intervalo de 45-85 anos. A maioria dos doentes (62,55%) com idade inferior a 60 anos apresentava doença avançada (estádio C), enquanto a maioria dos doentes (64,3%) com idade igual ou superior a 60 anos apresentava doença precoce (estádio A).

As expressões de CD49d, CD38 e ZAP-70 foram detectadas em 60%, 56,7% e 30% dos doentes com LLC, respetivamente. Verificou-se uma correlação estatisticamente significativa entre a expressão de todos os marcadores CD (CD49d, CD38 e ZAP-70).

Verificou-se uma relação estatisticamente significativa entre a expressão de CD49d e o estádio de Binet (intermédio, avançado e precoce), enquanto não se verificou qualquer relação significativa entre a expressão de outros marcadores (CD38 e ZAP-70) e o estádio de Binet.

Relativamente à validade da expressão dos marcadores CD em relação ao estádio de Binet, o CD49d foi mais sensível e específico do que os outros dois marcadores na previsão do estádio intermédio e avançado.

Conclusões:

A expressão de CD49d nas células B de LLC foi detectada em mais de metade dos doentes e foi superior à expressão de CD38 e ZAP-70. A expressão de CD49d foi significativamente correlacionada com outros parâmetros de mau prognóstico, CD38 e ZAP-70. O impacto prognóstico adverso do CD49d é consistente com a demonstração de níveis de expressão mais elevados do CD49d em células de LBC de doentes em estado intermédio e avançado. O CD49d tem a sensibilidade e a precisão mais elevadas, com uma especificidade considerável, quando comparado com o CD38 e o ZAP-70, pelo que o CD49d é uma escolha pragmática de biomarcador para um prognóstico fiável da LLC.

Introdução

A leucemia linfocítica crónica (LLC) é a leucemia mais comum no mundo ocidental, caracterizada pela acumulação de células B monoclonais com o aparecimento de pequenos linfócitos maduros. Uma das caraterísticas mais interessantes da doença é a sua heterogeneidade clínica, com alguns doentes a progredirem rapidamente com morte precoce, enquanto outros apresentam uma doença não progressiva mais estável que dura muitos anos. Assim, é mais importante do que nunca desenvolver parâmetros de estratificação sensíveis para identificar os doentes com mau prognóstico(1)

Foram desenvolvidos dois grandes sistemas de estadiamento clínico (estadiamento de Rai e Binet), baseados principalmente na carga tumoral, para estimar o prognóstico na LLC. No entanto, ambos os sistemas são incapazes de discriminar prospectivamente os doentes que evoluem rapidamente dos que estão predeterminados a permanecer com uma doença estável durante décadas.(2)

Várias publicações referiram o significado prognóstico de caraterísticas específicas do gene da cadeia pesada variável da imunoglobulina *(IGHV)* na LLC. Uma vez que a sequenciação do gene *IGHV* é uma técnica normalmente não disponível nos laboratórios de diagnóstico, muitos estudos centraram-se na identificação de marcadores alternativos com um valor prognóstico semelhante e cuja expressão pudesse ser facilmente investigada (por exemplo, por citometria de fluxo). A título de exemplo, foi demonstrado que as expressões de CD38, ZAP-70 e CD49d estão correlacionadas com um prognóstico desfavorável(2)

O CD38 é uma glicoproteína transmembranar de cadeia simples do tipo II com propriedades ectoenzimáticas de peso molecular ~ 45 kDa. No compartimento das células B, a CD38 é expressa em níveis elevados por progenitores da linhagem B na medula óssea (BM) e por linfócitos B no centro germinal, em amígdalas activadas e por plasmócitos terminalmente diferenciados. Pelo contrário, as células B maduras virgens e de memória expressam níveis baixos da molécula. As moléculas associadas ao CD38 nas células B humanas incluem t o complexo CD19/CD81, o recetor de quimiocinas CXCR4 e moléculas de adesão, como o CD49d.(3)

O CD38 tem um papel fundamental na iniciação e modulação de uma série de sinais de entrada do microambiente. A sua expressão é uma medida da divisão celular e um reflexo do crescimento in vivo.(4)

A proteína quinase 70 associada à cadeia Zeta **(ZAP-70)** é uma tirosina quinase intracelular da família Syk/ZAP, que está associada à cadeia zet a do recetor de células T (TCR). A sua expressão é normalmente restrita às células T e NK, que iniciam as vias de sinalização das células T, resultando na ativação, diferenciação e proliferação das funções das células efectoras em resposta à estimulação do TCR. As células B da LLC podem expressar este marcador de forma variável, mas a sua positividade é um dos factores de prognóstico mais poderosos para prever o curso da doença.[5]

O CD49d é uma subunidade da integrina a4, que constitui metade do recetor de homing de linfócitos α4β1. Funcionalmente, actua como estrutura de adesão para componentes da matriz extracelular ou medeia interações célula-célula através da ligação à fibronectina ou à molécula de adesão celular vascular-l (VCAM-l), respetivamente. Assim, as células CLL com expressão de CD49d demonstraram ter uma elevada propensão para aderir a substratos de fibronectina e foi demonstrada uma expressão aumentada da proteína CD49d em células CLL de doentes em fase avançada.[2]

Capítulo 1. Revisão da literatura

1.1 Definição de CLL:

A leucemia linfocítica crónica (LLC) é uma doença linfoproliferativa maligna dos linfócitos B maduros, caracterizada pela acumulação de uma população monoclonal de linfócitos B CD5+ pequenos e de aspeto maduro no sangue, na BM e nos tecidos linfóides.[6] É a mais frequente em adultos do mundo ocidental. As causas desta doença são desconhecidas, embora se tenha verificado que os factores genéticos desempenham um papel importante, uma vez que as células leucémicas da maioria dos doentes com LLC apresentam anomalias cromossómicas clonais, das quais a del 13q14-23.1 é a mais comum[7] Existe uma grande variação na taxa de progressão clínica. Muitos doentes são assintomáticos na altura do diagnóstico e descobertos incidentalmente após a realização de um hemograma completo por outro motivo. Os gânglios linfáticos aumentados são o sintoma de apresentação mais comum, mas os doentes podem apresentar uma grande variedade de sintomas e sinais. [6, 7]

A LLC tem um repertório distinto de marcadores imunológicos definido por níveis fracos de imunoglobulinas de membrana de superfície (Smlg) (mais frequentemente IgM ou IgM e IgD) e expressão dos antigénios de células B CD23, CD19 e CD20 (fracos), com coexpressão de CD5, pelo que pode ser diferenciada de outros linfomas de células B.[8]

1.2 Perspetiva histórica:

As primeiras descrições de doentes com LLC foram publicadas no início do século XIX. Na década de 1840, Virchow descreveu duas formas de leucemia crónica que provavelmente correspondem à LLC e à leucemia mieloide crónica. Em 1893, Kundrat introduziu o termo linfossarcoma para descrever uma doença indolente que afectava os gânglios linfáticos. As técnicas de coloração histoquímica permitiram a Turk, em 1903, propor o termo linfomatose para descrever várias doenças linfoproliferativas, incluindo a LLC. Devido ao seu carácter indolente, a LLC foi considerada uma linfomatose "benigna". Em 1967, D ameshek colocou a hipótese de a LLC ser uma doença de acumulação de linfócitos imunologicamente incompetentes. No início da década de 1970, verificou-se que as células leucémicas da maioria dos casos de LLC expressavam imunoglobulina de superfície, o que indicava que as células neoplásicas eram de origem de células B.[6]

1.3 Epidemiologia e etiologia:

A incidência da LLC varia entre <1 e 5,5 por 100 000 pessoas em todo o mundo. As estimativas da Sociedade Americana do Cancro para a leucemia nos Estados Unidos em 2015 apontam para cerca de 14 620 novos casos de LLC e cerca de 4 650 mortes por LLC.[9] Devido à sua relativa indolência, esta doença representa cerca de 0,8% de todos os cancros e quase 30% de todas as leucemias a nível mundial. É a leucemia do adulto mais prevalente nas sociedades ocidentais, mas é relativamente rara na Ásia.[6]

A American Cancer Society estimou que o risco de desenvolver LLC aumenta progressivamente com a idade, sendo a idade média de apresentação de 72 anos. Nos casos familiares, a idade média é de 58 anos. A LLC é extremamente rara abaixo dos 30 anos de idade, mas 20-30% dos doentes apresentam-se abaixo dos 55 anos de idade.[(10)] A incidência da LLC é mais elevada nos brancos do que nos negros e nos homens do que nas mulheres, com um rácio homem/mulher de 1,7:1.[(11)]

Tal como acontece com a maioria dos tumores malignos, a causa exacta da LLC é incerta. A LLC é uma doença adquirida e os relatos de casos verdadeiramente familiares são extremamente raros.[(12)] Existem muito poucos factores de risco conhecidos para a LLC, incluindo

• *Factores ambientais:* Alguns estudos associaram a exposição ao Agente Laranja, um herbicida utilizado durante a Guerra do Vietname, a um risco acrescido de LLC. Outros estudos sugeriram que a agricultura e a exposição prolongada a alguns pesticidas podem estar associadas a um risco acrescido de LLC, mas é necessária mais investigação nesta área. Alguns estudos encontraram uma prevalência relativamente elevada de infeção pelo vírus da hepatite tipo C (VHC) em doentes com LLC, em comparação com a população em geral; no entanto, a infeção pelo VHC não é necessária para o desenvolvimento de leucemia.[(6,13)] O risco de contrair LLC não parece ser afetado pelo tabagismo, pela dieta ou por infecções.[(13)]

• *Factores hereditários:* a história familiar é um dos factores de risco mais fortes para o desenvolvimento de LLC, sendo que cerca de 5% a 10% dos casos de LLC são familiares, ou seja, dois ou mais indivíduos da mesma família são afectados [12]. Os familiares em primeiro grau dos doentes com LLC têm um risco global de desenvolver a mesma doença duas a sete vezes superior ao da população em geral. Esta predisposição familiar é acompanhada pelo chamado fenómeno de antecipação, ou seja, um início mais precoce e uma evolução mais grave da doença nos descendentes. Em termos de caraterísticas clínicas, moleculares e biológicas, a LLC familiar partilha uma grande semelhança com os casos esporádicos.[(14)]

• *Género:* A LLC é ligeiramente mais comum no sexo masculino do que no feminino e as razões para este facto são desconhecidas·[(11)] Um estudo retrospetivo de mulheres observou uma tendência para a redução do risco de LLC com o aumento da paridade, o que levanta a hipótese de a gravidez diminuir o risco desta doença.[13] Além disso, por razões desconhecidas, os doentes do sexo feminino tendem a ter uma sobrevivência mais longa do que os doentes do sexo masculino. No entanto, não foi demonstrado que as hormonas desempenhem qualquer papel no desenvolvimento ou progressão desta doença. Além disso, a utilização de terapêutica de substituição hormonal para os sintomas pós-menopáusicos nas mulheres não parece influenciar o risco relativo de desenvolvimento de LLC.[6]

• Raça/etnia: A LLC é mais frequente na América do Norte e na Europa do que na Ásia. Os asiáticos que vivem nos Estados Unidos não têm um risco mais elevado do que os que vivem na Ásia. Por esta razão, os especialistas pensam que as diferenças de risco estão relacionadas com a genética e não com factores ambientais[13]

1.4 Patogénese:

Na maioria dos doentes com LLC, as células de origem são células B clonais detidas na via de diferenciação das células B, intermédias entre as células pré-B e as células B maduras. Morfologicamente, no sangue periférico (PB), estas células assemelham-se a linfócitos maduros[6] Uma vez que as células B CD5+ normais estão presentes na zona do manto dos folículos linfóides, a LLC de células B é muito provavelmente uma malignidade de uma subpopulação de células auto-reactivas anérgicas baseadas na zona do manto, dedicadas à produção de auto-anticorpos naturais polirreativos[11] Vários factores estão envolvidos na patogénese da LLC, incluindo a estimulação antigénica em microambientes específicos e a incapacidade de sofrer apoptose[7]

O repertório genético das imunoglobulinas nas LLC apresenta uma utilização enviesada (não aleatória) da cadeia pesada variável (VH) em comparação com as células B normais. Esta utilização restrita da VH está relacionada com o grau de hipermutação somática. Por exemplo, os casos de LLC não mutados (U-CLL) utilizam frequentemente IGHV1 - 69, enquanto os casos de LLC mutados (M-CLL) utilizam preferencialmente IGHV3 - 21, IGHV4 - 34, etc.[15]

Os casos de U-CLL estão associados a auto-reatividade e poli-reatividade a determinadas moléculas e apresentam um padrão de doença mais proliferativo com uma evolução clínica mais agressiva. As razões para o comportamento clínico diferente entre os casos de LMC e de LMCU podem estar relacionadas com a resposta contínua à estimulação antigénica nos casos de LMCU, levando eventualmente à instabilidade genética, enquanto os casos de LMCM minimizam a divisão celular tornando-se anérgicos[15]

Estudos demonstraram que o proto-oncogene B cell lymphoma 2 *(BCL2)* está sobre-expresso na LLC de células B, que é um conhecido supressor da apoptose, resultando numa vida longa para as células envolvidas. Apesar da frequente sobreexpressão da proteína BCL-2, as translocações genéticas que se sabe resultarem na sobreexpressão do *BCL2,* como a t (14; 18), não são encontradas em doentes com LLC.[(16)]

Estudos demonstraram que esta regulação positiva do *BCL2* está relacionada com as deleções da banda 13q14.[(17)] Dois genes, denominados *miRNA15a* e *miRNA16-1,* estão localizados em 13q14 e demonstraram codificar um RNA regulador denominado microRN A (miRNA). Estes genes *miRNA* pertencem a uma família de genes não codificantes altamente conservados em todo o genoma, cujos transcritos inibem a expressão genética causando a degradação do mRNA ou bloqueando a transcrição do mRNA.[(17)]

As análises genéticas demonstraram que a deleção ou a regulação negativa desses genes *miRNA* em 70% dos casos de deleção do *miRNA15a* e *do miRNA16-1* levam à superexpressão do *BCL2* por meio da perda de miRNAs reguladores negativos.[18]

1.5 Caraterísticas clínicas:

Embora a maioria dos doentes com LLC seja idosa, com ~10% dos doentes a terem menos de 50 anos de idade, as caraterísticas de apresentação são semelhantes independentemente da idade. Pelo menos 50% dos doentes são diagnosticados incidentalmente quando fazem um exame de sangue de rotina e têm uma doença em fase inicial. Noutros, a linfadenopatia indolor (LAP), a esplenomegalia ou ambas podem ser detectadas durante um exame físico de rotina.[15]

Nos doentes sintomáticos, a queixa mais frequente é a fadiga ou uma vaga sensação de mal-estar. Não raramente, o desenvolvimento de uma infeção é a queixa inicial, sendo as infecções mais frequentes as pneumonias bacterianas. A febre e a perda de peso são uma apresentação pouco frequente, mas podem ocorrer com a doença avançada e resistente aos medicamentos.[19]

A maioria dos doentes sintomáticos tem LAP, bem como esplenomegalia (aumento ligeiro a moderado). Os gânglios linfáticos são normalmente discretos, móveis e não sensíveis. Os gânglios aumentados e dolorosos indicam normalmente uma infeção sobreposta, que pode ser bacteriana ou viral. O aumento dos gânglios cervicais e supraclaviculares ocorre mais frequentemente do que a LAP axilar ou inguinal. É possível documentar o aumento dos gânglios linfáticos nas regiões hilares através de radiografia de rotina ou nas regiões retroperitoneais através de ultra-sons ou tomografia computorizada (TC). Embora estas investigações possam não acrescentar informação prognóstica significativa e não sejam utilizadas para fins de estadiamento, são frequentemente úteis para o seguimento após o tratamento[15, 19]

Os doentes podem também apresentar caraterísticas de anemia, que pode ser nutricional ou relacionada com substituição da medula, hiperesplenismo e, mais raramente, com hemólise ou aplasia autoimune. Em alternativa, os doentes podem apresentar hematomas ou hemorragias, secundários a trombocitopenia, doença de von Willebrand adquirida ou um inibidor adquirido do fator VIII.[19]

1.6 Diag nosis:

O diagnóstico de LLC baseia-se atualmente na combinação da morfologia dos linfócitos, na presença de >5 x 10^9/l de células B clonais circulantes que persistem durante >3 meses e num imunofenótipo caraterístico.[20]

Devem ser consideradas duas doenças, nomeadamente a linfocitose monoclonal de células B CD5+ve "clínica" (MBL) e o linfoma linfocítico pequeno (LLL). Partilham com a LLC um imunofenótipo comum, morfologia e/ou histologia dos linfócitos e caraterísticas biológicas semelhantes (Quadro 1).[21]

Tabela 1. Distinção entre CLL, MBL e SLL.[21]

Critérios	CLL	MBL	SLL
Linfócitos B clonados > 5 x 10^9/l	Y*	N*	N
Citopenias relacionadas com a doença	S/N	N	S/N
Sintomas B	S/N	N	S/N
Linfadenopatia e/ou esplenomegalia	S/N	N	Y

* Y, sim; N, não.

1.6.1 Hemograma completo e morfologia do sangue:

O diagnóstico de LLC requer a presença de, pelo menos, $5x10^9$ linfócitos B/L no PB. A morfologia celular, tal como descrita pelo grupo franco-americano-britânico (FAB), é a primeira investigação inicial e fornece informações para distinguir a LLC de outras doenças linfóides. As caraterísticas citológicas são mais bem apreciadas em películas de sangue fresco do que em aspirados de BM e/ou impressões de tecido.[22]

Na LLC típica, que representa 80% dos casos de LLC, a maioria (>90%) das células é de tamanho pequeno a médio, com citoplasma escasso e contorno nuclear regular com cromatina aglomerada; os nucléolos, quando presentes, são discretos[23] Uma pequena proporção de células pode ser maior, com caraterísticas prolinfocitóides, ou ter um núcleo recortado ou irregular, mas estas representam menos de 10% das células. Uma caraterística típica da LLC é a presença de células em mancha (cesto), o chamado fenómeno de Gumprecht[23]

As variantes morfológicas da LLC, que representam até 20% dos casos de LLC, constituem dois subtipos: CLL com aumento (>10%) de prolinfócitos, também designada CLL/PLL (leucemia prolinfocítica), e CLL atípica com células com caraterísticas morfológicas sugestivas de diferenciação linfoplasmocítica e/ou presença de células clivadas; este subgrupo foi des ignado pela FAB como tipo de células mistas.[22]

1.6.2 Aspirado de medula óssea e biópsia de trefina:

Um limiar de 30% ou mais de linfócitos no aspirado da MO tem sido utilizado como critério de diagnóstico da LLC. No entanto, a avaliação da BM não é estritamente necessária para fins de diagnóstico em doentes nos quais a morfologia e a imunofenotipagem dos linfócitos no PB são típicas da doença, tal como indicado nas diretrizes do International Workshop Group on CLL (IWCLL)[22]

O valor das biópsias por trefina da BM na LLC :[15]

- Caraterística de prognóstico:

-Padrão difuso: a BM compactada tem um mau prognóstico.

- Esclarecer a natureza das citopenias (antes e depois da terapêutica):

-Baixas plaquetas > megacariócitos.

-Aplasia de glóbulos vermelhos.

-Alterações mielodisplásicas.

- Diagnóstico diferencial do LNH de baixo grau:

-Padrão paratrabecular não observado na LLC.

-Mais centros de proliferação em CLL/PLL.

- Para avaliar a resposta ao tratamento: Remissão parcial nodular observada apenas na biopsia (necessita de imunocoloração).

1.6.3 Imunofenotipagem:

A imunofenotipagem deve ser realizada em todos os casos com linfocitose para confirmar o diagnóstico de LLC suspeita pela morfologia, para excluir outras doenças das células B e T e para excluir a linfocitose reactiva.(24)

Normalmente, o fenótipo imunológico da LLC é: CD5+, CD23+, FMC7- e fraca expressão de Smlg, frequentemente IgM com ou sem IgD. Os antigénios reconhecidos pelos anticorpos monoclonais (McAbs) CD79b e CD22 estão ausentes ou fracamente expressos na membrana celular. Utilizando o sistema de pontuação (Tabela 2), 92% dos casos de LLC têm pontuação 4 ou 5, 6% têm pontuação 3 e 2% têm pontuação 1 ou 2. A maioria dos outros linfomas e leucemias crónicos de células B tem uma pontuação de 1 ou 2, mas uma minoria tem uma pontuação de 3.(22)

O CD43 e o CD200 podem fornecer informações adicionais para diferenciar a LLC de determinados linfomas não Hodgkin B (B-NHL). O CD43 ajuda a distinguir o CLL; CD43+ve do linfoma folicular; CD43-ve, enquanto o CD 200 ajuda a distinguir o CLL; CD200+ do linfoma de células de Mantle (MCL); CD200-ve.(25, 26)

Tabela 2. O sistema de pontuação para o diagnóstico da LLC(15, 22)

Marcador	Ponto 1	Ponto 0
CD5	Positivo	Negativo
CD23	Positivo	Negativo
FMC7	Ne gative	Positivo
Smlg	Fraco	Moderado/forte
CD22/CD79b	Fraco/Negativo	Moderado/forte

1.6.4 Análise citogenética/hibridação in situ por fluorescência (FISH):

Utilizando a FISH interfásica, as lesões citogenéticas podem ser identificadas em mais de 80% de todos os casos de LLC. Os estudos genéticos não são essenciais para o diagnóstico da LLC típica. No entanto, podem ser úteis quando existe incerteza no diagnóstico.[(27)]

Por vezes, as caraterísticas fenotípicas da LLC variam em relação aos padrões clássicos, não possuindo CD23 e/ou apresentando positividade para FMC7, pelo que pode ser complicado distinguir a LLC da MCL, que tipicamente expressa CD5, CD19, CD20, FMC7 e não possui CD23. A FISH é particularmente importante para testar uma translocação t (11; 14) que deve estar presente em essencialmente todos os casos de MCL e ausente nos CLL.[(8)]

É também importante para a deteção de factores de prognóstico desfavoráveis, como as deleções no cromossoma 17p ou 11q. A deteção destas anomalias citogenéticas tem um valor prognóstico aparente e pode influenciar as decisões terapêuticas.

Podem ser adquiridos defeitos genéticos adicionais durante o curso da doença; por conseguinte, a repetição de análises FISH parece justificar-se antes de tratamentos subsequentes, de segunda ou terceira linha/[28]) Uma vez que a evolução clonal está associada a uma má resposta a agentes alquilantes, análogos de nucleósidos de purina e correlacionada positivamente com a duração do acompanhamento[(29)].

1.7 Diagnóstico diferencial:

A linfocitose pode ocorrer em pessoas infectadas com vários vírus, mas os doentes são geralmente muito mais jovens do que os doentes com LLC. Além disso, em contraste com a linfocitose reactiva que ocorre em resposta a estas infecções, a linfocitose dos doentes com LLC é persistente e monoclonal (Quadro 3).[(19)] As análises de FC das células mononucleares do sangue podem geralmente diferenciar entre linfocitose reactiva, linfocitose policlonal de células B e linfocitose monoclonal secundária a doença linfoproliferativa (Quadro 4).[(30)]

Quadro 3. Diagnóstico diferencial da LLC[(19)]

Causas benignas
Bacteriana (por exemplo, tuberculose)
Viral (por exemplo, mononucleose infecciosa)
Linfocitose policlonal persistente das células B
Esplenomegalia hiper-reactiva da malária
Causas malignas
Células B
Linfocitose monoclonal de células B (MBL)

Leucemia Prolinfocítica (PLL)
Fase leucémica dos linfomas não Hodgkin
Linfoma de células do manto
Linfomas foliculares
Linfomas da zona marginal incluindo linfoma esplénico com linfócitos vilosos
Linfoma difuso de grandes células
Leucemia de células pilosas
Macroglobulinemia de Waldenstrom
Células T
Leucemia Prolinfocítica
Leucemia/linfoma de células T do adulto
Síndrome de Sezary
Leucemia linfocítica granular grande

Tabela 4. Imunofenótipo das Leucemias/Linfomas Crónicos de Células B[30]

Disease Entity	SmIg	CD5	CD10	CD11c	CD19	CD20	CD22	CD23	CD25	CD103	CD79b	FMC7	CD38	CyIg
Chronic lymphocytic leukemia	Weak	++	–	–/+	++	–/+	–/+	++	–/+	–	–	–/+	–/+	–
Prolymphocytic leukemia	Strong	–/+	–/+	++	++	++	++	–	–	–	++	++	–	–/+
Hairy cell leukemia	Strong or moderate	–	–	++	++	++	++	–	++	++	–/+	++	–/+	–/+
Mantle cell lymphoma	Moderate	++	–/+	–/+	++	++	+	–/+	–	–	++	+	–	–
Splenic marginal zone lymphoma	Strong	–	–	+	++	++	++	–/+	–/+	–	++	++	–/+	–/+
Plasma cell leukemia	Negative	–	–/+	–	–	–	–	–	–	–	–	–	++	++
Follicular center lymphoma	Strong	–	+	–	++	++	++	–/+	–	–	++	++	–/+	–

A frequência com que um marcador é positivo em >30% das células de uma determinada leucemia é indicada da seguinte forma: ++, 80-100%; +, 40-80%; -/+, 10-40%; -, 0-9%.

1.8 Estadiamento clínico:

Existem dois métodos de estadiamento amplamente aceites para utilização em cuidados de doentes e ensaios clínicos: o sistema Rai e o sistema Binet. A classificação original de Rai foi modificada para reduzir o número de grupos de prognóstico de 5 para 3. Como tal, ambos os sistemas descrevem agora 3 subgrupos principais com resultados clínicos discretos. Ambos os sistemas se baseiam apenas num exame físico e em testes laboratoriais padrão e não requerem ecografia, TAC ou ressonância magnética[(8)]

O IWCLL recomendou que, na prática, fosse utilizado um sistema integrado que utilizasse ambos os métodos. De acordo com esta recomendação, cada estádio de Binet deve ser identificado pelo estádio de Rai adequado (por exemplo, A0, AI, AII, BI, BII, CIII e CIV). No entanto, este sistema integrado não foi amplamente aceite e a maioria dos médicos utiliza o método Rai (América do Norte) ou Binet (Europa) para a gestão dos doentes e a investigação terapêutica[(31)]

1.8.1 Sistema de preparação Rai

A classificação de Rai modificada define a doença de baixo risco como os doentes que apresentam linfocitose com células leucémicas no sangue e/ou na medula óssea (células linfóides na MO >30%; para meramente considerado o estádio 0 de Rai). Os doentes com linfocitose, nódulos aumentados em qualquer local e esplenomegalia e/ou hepatomegalia (nódulos linfáticos palpáveis ou não) são definidos como tendo doença de risco intermédio (anteriormente considerados ed Rai estádio I ou estádio II).[(8)] A doença de alto risco inclui doentes com anemia relacionada com a doença (definida por um nível de hemoglobina [Hb] <11 g/dL; anteriormente estádio III) ou trombocitopenia (definida por uma contagem de plaquetas <100 $10^9/1$,; anteriormente estádio IV).[(31)]

1.8.2 Sistema de estadiamento de Binet

O estadiamento baseia-se no número de áreas envolvidas, definido pela presença de gânglios linfáticos aumentados com mais de 1 cm de diâmetro ou organomegalia, e na existência ou não de anemia ou trombocitopenia.[(8)]

> Áreas de envolvimento consideradas para o estadiamento:[(8)]

1. Cabeça e pescoço, incluindo o anel de Waldeyer (estes contam como uma área, mesmo que mais do que um grupo de nódulos esteja aumentado).

2. Axila (o envolvimento de ambas as axilas conta como uma área).

3. Virilhas, incluindo a femoral superficial (o envolvimento de ambas as virilhas conta como

uma área).

4. Baço palpável.

5. Fígado palpável (clinicamente aumentado).

✓Fase A. Hb 10 g/dL ou mais e plaquetas 100x10^9/L ou mais e até 2 dos itens acima envolvidos.

✓Estádio B. Hb 10 g/dL ou mais e plaquetas 100 x 10^9/l, ou mais e organomegalia superior à definida para o estádio A (ou seja, 3 ou mais áreas de aumento nodal ou de órgãos).

✓Estádio C. Todos os doentes com Hb inferior a 10 g/dL e/ou uma contagem de plaquetas inferior a 100 10^9/l, independentemente da organomegalia.

1.9 Factores de prognóstico:

Foram identificados muitos factores de prognóstico na LLC (Quadro 5). Existem três conjuntos de indicadores biológicos de prognóstico na LLC: o estado da mutação *IGHV* de um clone de LLC, anomalias genéticas quantificadas por FISH e/ou definidas por técnicas moleculares exploratórias sensíveis e a expressão de proteínas específicas nas células LLC (ou seja, CD38, CD49d e ZAP-70).[(4)] A caraterização biológica da LLC não só conduziu a progressos na previsão dos resultados, como também começou a traduzir-se em novas estratégias de tratamento[(32)]

Tabela 5. Marcadores de prognóstico clássicos e biológicos da LLC.[(4)]

Marcadores clássicos de prognóstico
✓ Fases clínicas ✓ Contagem de linfócitos no sangue ✓ Morfologia dos linfócitos no sangue periférico ✓ Tempo de duplicação dos linfócitos no sangue ✓ Grau de infiltração da BM (aspirado/biópsia)
Marcadores biológicos de prognóstico
➢Extensivamente estudado ✓ Marcadores séricos: Timidina-quinase, Beta-2 microglobulina, CD23 solúvel ✓ Estado de mutação *do IGHV*, utilização do gene V3-21 ✓ FISH citogenético: Baixo risco: normal, 13q- , Alto risco: +12, 11q-, 17p-, cariótipo complexo ✓ Expressão de CD38 ✓ Expressão de ZAP-70

➢Necessidade de estudos complementares

✓ Translocações cromossómicas

✓ Expressão *de CLLU1*

✓ Assinatura de miRNA

✓ Gene *TCL-1*

✓ Genes antiapoptóticos: Expressão *de MCL-1*, rácio *Bcl-2/Bax*

✓ Genes de resistência a múltiplos fármacos *(MDR1/MDR-3)*

✓ RNAm da citidina desaminase induzido por ativação

✓ Expressão da lipoproteína lipase A

✓ Expressão *de ADAM29*

✓ Fator de crescimento endotelial vascular (VEGF)

✓ Trombopoietina

✓ Comprimento dos telómeros e atividade da telomerase

✓ CD49d

✓ CD69

✓ Protídeos semelhantes ao recetor Fc (FCRL)

✓Relacionado com o tratamento: Resposta à terapêutica (estado da doença residual mínima após a terapêutica)

1.9.1 Estado da mutação *IGHV*:

A análise da mutação *do IGHV* é um estudo baseado na PCR que compara as sequências de ADN do IGHV das células B da LLC com as sequências da linha germinal. Quando a sequência de ADN varia mais de 2% em relação à sequência da linha germinal, é considerada mutada (M- CLL).[33]

Existe uma elevada correlação entre o estatuto de *IGHV* não mutado e uma sobrevida reduzida e, correspondentemente, um melhor prognóstico nos casos com mutações no *IGHV*.[33] A LLC não mutada (LLC-U) para IGHV tem uma maior capacidade proliferativa e um comprimento dos telómeros mais curto e uma elevada proporção de casos de LLC-U são portadores de rearranjos estereotipados dos segmentos do gene V(D)J, com regiões da região determinante da complementaridade (CDR) 3 muito semelhantes. Em geral, mais de 20% dos doentes com LLC são portadores destes BCR estereotipados, que são menos prováveis de ocorrer na LLC com mutações do IGHV.[4]

1.9.2 Anomalias genéticas quantificadas por FISH e/ou definidas por técnicas moleculares exploratórias e sensíveis:

Um conjunto de anomalias cromossómicas específicas definidas tem valor preditivo para a evolução e o resultado do doente. Listadas por ordem crescente de gravidade da doença, estas incluem del (13q), tri12, del (11q) e del (17p).[34]

- Deleção em 13q14:

A deleção 13q14, encontrada em mais de 50% dos pacientes com LLC, é a anormalidade genética mais comum na LLC, encontrada com mais frequência em pacientes com M-CLL, um subgrupo com um resultado clínico mais favorável.[4] No que diz respeito à base biológica subjacente às deleções 13q, foi descrito que *miR-15a* e *miR16-1,* localizados na região de deleção mínima (MDR), exibem uma função supressora de tumor na LLC. No entanto, os miR-15a e miR16-1 não estão invariavelmente incluídos nas deleções 13q e, embora a sua expressão esteja diminuída em vários doentes com LLC, não foi encontrada uma correlação clara com o número de alelos 13q deletados. Deste modo, para além destes microRNAs, outros genes localizados no 13q, como o *DLEU7,* poderiam cooperar na atividade supressora de tumores.[35] Além disso, foi amplamente demonstrado que grandes perdas no 13q envolvendo o gene *RB1* (deleções do tipo I) estão relacionadas com um menor tempo até ao primeiro tratamento e com uma menor sobrevivência global (OS) do que as pequenas deleções que englobam apenas *miR-15a* e *miR16-1* (tipo II).[36]

- tri12:

Os doentes com LLC com trissomia do cromossoma 12 (aproximadamente 20% dos doentes com LLC) têm uma sobrevida um pouco mais curta do que os doentes com uma análise normal do painel FISH. Parece existir uma associação entre a trissomia 12 e a presença de mutações no gene *NOTCH1*, que prolongam a semi-vida da proteína.[37]

Além disso, os doentes com uma mutação *NOTCH1* têm um tempo mais curto para a terapêutica e para a OS, ao passo que os doentes com uma mutação combinada de tri12 e *NOTCH1* têm uma pior situação, uma vez que as células de doentes com *tri12* e mutações simultâneas *de NOTCH1* podem ser mais resistentes à apoptose, conduzindo a uma evolução menos favorável.[36, 38]

- **Deleção em 11q22-23:**

Os doentes com LLC com a deleção 11q22-23 (aproximadamente 15% dos doentes com LLC) apresentam frequentemente LAP volumosos e têm uma evolução clínica agressiva com uma sobrevivência mais curta. Além disso, estes doentes têm frequentemente LLA-U, o que é consistente com o seu (4) mau resultado clínico.

A região mínima de d eleção em 11q22.3-23.1 envolve frequentemente os genes *Radixin* e ataxia telangiectasia-mutated *(ATM)*. Uma vez que *o ATM* é crucial para a reparação do ADN, a deleção deste gene conduziria provavelmente a uma maior agressividade clonal devido à aquisição de novas variantes genómicas, tal como sugerido por análises genéticas em série.[(39)]

- **mutações del(17p)/ TP53:**

A delecção 17p13 encontra-se em cerca de 3-7% dos casos de LLC no momento do diagnóstico e do início do tratamento[32] A delecção 17p afecta praticamente sempre a banda 17p13, incluindo o supressor tumoral central *TP53*[(40)].

A maioria dos casos com deleção 17p apresenta perda de uma cópia e mutação da cópia restante. Muito poucos casos com deleção 17p terão uma via p53 funcional.[(40)] A deleção 17p pode ser considerada um marcador preditivo de não resposta ao tratamento à base de quimioterapia em comparação com agentes "biológicos" como o alemtuzumab e a lenalidomida, pelo que as diretrizes actuais recomendam a realização de testes para a deleção 17p antes do tratamento (32).

1.9.3 Expressão de proteínas específicas nas células CLL ou sobre elas:

A expressão de CD38 e CD49d e de ZAP-70 nas células CLL revelou-se valiosa na previsão do resultado da CLL. Estes marcadores podem ser vistos como marcadores dinâmicos, cujo valor prognóstico é um sinal do nível de agressividade no momento da amostragem, ao passo que o estado de mutação *do IGHV* é um marcador estático (a nível clonal) que é indicativo da origem e dos eventos maturacionais de uma célula B antes da transformação.[(4)]

A combinação destes marcadores de várias formas pode proporcionar um prognóstico mais forte, sugerindo uma rede de interações entre estas moléculas.[(41)] Ao contrário das aberrações definidas por FISH, que geralmente indicam anomalias intrínsecas às células B leucémicas da LLC, estes marcadores reflectem a capacidade das células da LLC de responderem a sinais do microambiente.[(42)]

- CD38:

A CD38 é uma enzima presente na superfície celular, expressa em várias células hematopoiéticas e progenitoras, células do timo, células T e células B activadas em fases posteriores de diferenciação. Participa na adesão celular, na transdução de sinais e na regulação do cálcio. O CD38 é capaz de metabolizar nucleótidos extracelulares, por exemplo, trifosfato de adenosina e nicotinamida adenina dinucleótido (NAD), em nucleósidos que podem ser absorvidos pelas células. Ao metabolizar o NAD+ e a ribose de difosfato de adenosina cíclico, o CD38 desempenha um papel no aumento das concentrações de cálcio citoplasmático.[(43)]

A determinação da expressão de CD38 é uma ferramenta útil para determinar o prognóstico de doentes com LLC. O aumento da expressão de CD38, juntamente com o aumento da densidade vascular nos gânglios linfáticos, está correlacionado com o aumento da proliferação de linfócitos e com a progressão da doença/[42]) Existe uma associação estreita entre a expressão de CD38 e o aumento do índice de proliferação Ki67, juntamente com o aumento da positividade de ZAP70. Isto sugere que os clones CD38-positivos entram no ciclo celular mais frequentemente do que os clones CD38-negativos.[(43)]

Os clones CD38-positivos parecem também sobre-expressar VEGF, que está associado d a um aumento da expressão de Mcl-1, uma proteína anti-apoptótica.[(44)] Os clones CD38-positivos respondem mais eficazmente à ligação cruzada de SmIg, e este processo envolve ZAP-70. Por conseguinte, a expressão de CD38 é uma medida da divisão celular e um reflexo do crescimento in vivo. [(45)]

Embora, em geral, os níveis de CD38 não se movam acima do limiar que classifica um clone como CD38+ ou CD38-, quando os níveis ultrapassam o limite da positividade, isso está normalmente associado a uma doença mais virulenta e progressiva[45]

Embora os primeiros relatórios tenham utilizado limiares de 20-30% de células CD38+ para considerar este marcador como positivo, tornou-se evidente que existe diversidade intra-clonal e que um limiar de 7% é o mais fiável e informativo em termos de prognóstico[46]

O maior potencial proliferativo dos clones e células CD38+ aumenta a probabilidade de ocorrerem novas anomalias genómicas no momento da replicação do ADN, o que é consistente com o facto de se encontrarem mais células com deleções 11q e 17p e com a evolução clonal nos clones CD38+ e explica o mau prognóstico dos doentes com clones com maior número de células CD38+[47]

- CD49d:

O CD49d é uma subunidade da a-integrina (a4) que pode emparelhar com o CD29 (a subunidade β1) para formar uma integrina completa (a401) que se liga à fibronectina e ao VCAM-1. Tal como outras integrinas, a a401 está envolvida na ancoragem das células aos tecidos através da matriz extracelular, o que pode facilitar o homing e a migração de linfócitos para locais de tecido com um ambiente mais favorável que, por sua vez, promove um crescimento mais rápido das células B leucémicas e uma sobrevivência mais longa, uma noção congruente com a descoberta de que o nível de expressão da integrina α4 está associado à presença de LAP clinicamente detetável; esta função é importante para a relevância prognóstica da expressão de CD49d[4]

A percentagem de células CD49d+, tal como as células CD38+, é um indicador independente de prognóstico na LLC, estando os níveis mais elevados (≥ 30%) correlacionados com tempos de sobrevivência mais curtos·[(4)] Verificou-se que é o marcador imunofenotípico mais fiável em termos de prognóstico e independente de outros marcadores, como o estado mutacional *do IGHV*·[(48)]

O CD49d e o CD38 são frequentemente expressos nas células B de CLL e foi identificado um grande complexo macromolecular que inclui o CD49d, o CD38, o CD44v e a MMP-9 em clones de CLLU, o que faz com que estes marcadores de prognóstico sejam integrados numa rede biológica presumível[49]

Estudos recentes demonstraram que o CD49d/CD29 está física e funcionalmente ligado ao CD38 nas células CLL, o que pode ser importante para ajudar ambas as moléculas a desempenharem as suas funções biológicas[50]

- ZAP-70:

A ZAP70 é uma tirosina quinase intracelular da família Syk/ZAP, que está associada à cadeia zeta do TCR. A sua expressão é normalmente restri ta às células T e NK, que iniciam as vias de sinalização das células T, resultando na ativação, diferenciação e proliferação das funções das células efectoras em resposta à estimulação do TCR. A expressão intracelular da proteína ZAP-70 acima de um determinado limiar de células por imunofluorescência e CF (≥ 20%) provou ser um indicador importante do tempo de tratamento e da sobrevivência na LLC.[(51)] Embora o número de células de LLC que expressam esta proteína esteja correlacionado com o estado de mutação *do IGHV* e a expressão de CD38, os níveis de ZAP-70 são um marcador independente do resultado clínico.[(52)]

Estudos recentes sugerem que o ZAP-70 retarda a internalização da SmIgM e do CD79b a partir da membrana celular, levando a uma sinalização prolongada da via BCR.[(53)] As células CLL com ZAP-70 têm maior probabilidade de expressar moléculas de adesão, como o CD49d, e receptores de quimiocinas, em particular o CCR7, promovendo assim a migração para uma série de quimiocinas e inibindo a apoptose.[(4)]

1.10 Transformações CLL

1.10.1 A transformação de Richter:

A transformação de Richter, ou síndrome de Richter, é uma condição clinicopatológica pouco frequente observada em cerca de 5% a 10% dos doentes com LLC, que se refere ao desenvolvimento de um linfoma agressivo durante o curso da LLC.[(54)] O linfoma difuso de grandes células B ocorre na maioria dos casos de transformação de Richter. Clinicamente, os doentes com transformação de Richter apresentam uma evolução agressiva da doença com gânglios linfáticos rapidamente aumentados, hepatoesplenomegalia e níveis séricos elevados de lactato desidrogenase.[(22)]

Ainda não foram identificados factores de risco específicos para o desenvolvimento da transformação de Richter num doente com LLC; no entanto, a perturbação do TP53, as anomalias do c-MYC, o *IGHV* não mutado < 2%, a citogenética não del13q, os polimorfismos do gene CD38, a estereotipia e a utilização do gene VH4-39 podem predispor para a transformação de Richter.[(55)]

O prognóstico é geralmente mau, com uma sobrevivência média de cerca de 10 meses. O transplante alogénico de células estaminais pode oferecer uma hipótese de sobrevivência prolongada.[54]

1.10.2 CLL/PLL e transformação pró-linfocítica:

Em cerca de 15% dos doentes com LLC de células B, a população de células leucémicas é constituída por uma mistura de pequenos linfócitos e prolinfócitos, que representam entre 11 e 54% das células linfóides, tendo estes doentes sido designados por LLC/PLL.[6,19]

Estes doentes têm um grau de linfadenopatia e uma distribuição etária semelhante à dos doentes com LLC, mas uma esplenomegalia mais pronunciada. Em 80% dos casos de CLL/PLL, a proporção de prolinfócitos permanece estável e a sobrevivência não difere da dos doentes com CLL com doença em estádio clínico comparável. Estes doentes geralmente não têm uma contagem de prolinfócitos no sangue superior a 15.000/µL ou esplenomegalia maciça.[6]

Os restantes doentes com LLC/LPV sofrerão uma transformação prol ymphocytic. Esta é caracterizada por um aumento das proporções de prolinfócitos no sangue (≥ 55% das células são prolinfócitos) com esplenomegalia progressiva.[19] Um estudo observou que as células leucémicas em transformação adquiriram aparentemente a translocação t (6; 12) que está normalmente associada à PLL. Os doentes com esta transformação respondem mal à quimioterapia padrão.[6]

1.11 Citometria de fluxo (CF)

A CF é a medição de numerosas propriedades celulares (citometria) à medida que as células se movem em fila única (fluxo) numa coluna de fluido e interrompem um feixe de luz laser.[56]

É versátil na sua capacidade de medir múltiplos parâmetros em simultâneo. Estes parâmetros incluem as propriedades físicas das células (por exemplo, tamanho da célula e granularidade citoplasmática), a membrana superficial, os antigénios citoplasmáticos e nucleares e o conteúdo de ADN-ARN de células individuais numa suspensão celular. Estes são detectados por meio de anticorpos conjugados com fluorocromos.[57] É adequado para a análise imunofenotípica de sangue, fluidos corporais (por exemplo, líquido cefalorraquidiano, líquido pleural), aspirados de BM e células extraídas de tecido linfoide.[58]

1.11.1 Princípios gerais:

Num citómetro de fluxo, as células em suspensão fluida passam rapidamente em fila única através de um feixe de laser finamente focado com um comprimento de onda adequado. A célula interrompe momentaneamente o feixe de laser, espalhando simultaneamente a luz e, se o anticorpo conjugado com fluorocromo estiver ligado, emitindo luz do fluorocromo. A luz é detectada por uma combinação complexa de filtros, espelhos e detectores, recolhida e guardada como informação digital. A análise informática destes dados permite a caraterização de cada célula individual relativamente a um número de parâmetros[59]

Os componentes básicos de um citómetro de fluxo são: o sistema de transporte de fluidos, o sistema ótico e o sistema eletrónico (Figura 1).[(58)]

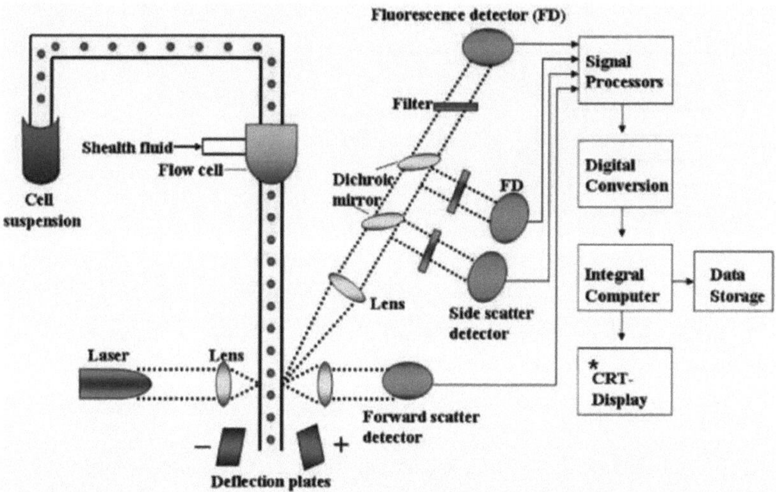

Figura 1. Estrutura básica de um citómetro de fluxo mostrando o sistema de transporte de fluido, o sistema ótico, o sistema eletrónico e o classificador de células[58]

*CRT, tubo de raios catódicos.

1.11.2 Dispersão de luz:

À medida que cada célula passa pelo laser, dispersa a luz num ângulo baixo (dispersão para a frente, FSC), quase como se projectasse uma sombra. Esta FSC reflecte o volume da célula. A luz laser é simultaneamente dispersa num ângulo elevado (dispersão lateral, SSC) que é proporcional à complexidade da célula (Figura 2).[(57)]

Isto é determinado por uma série de caraterísticas celulares, incluindo o tipo e a quantidade de granularidade citoplasmática e as caraterísticas nucleares. Estas propriedades físicas de dispersão podem ser utilizadas para definir vários tipos de células e constituem a base da contagem diferencial automatizada de leucócitos em muitos analisadores hematológicos comerciais[58]

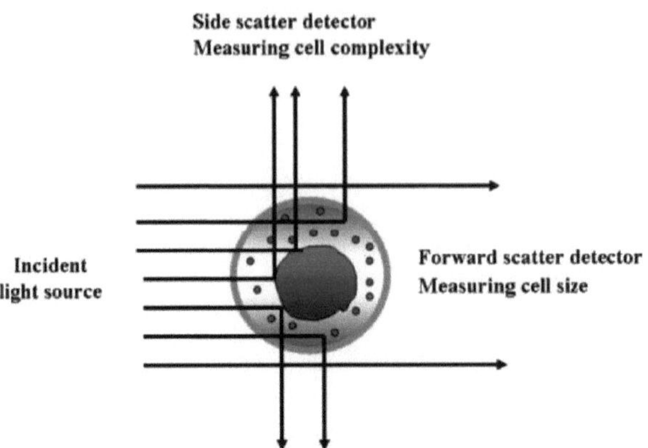

Figura 2. Ilustração esquemática que mostra a relação entre a dispersão da luz e o tamanho/estrutura das células.[(57)]

1.11.3 Gating:

Refere-se ao estabelecimento de uma região em torno de uma população de células para restringir a análise posterior a essa população específica, ignorando outras células que estejam presentes. Por exemplo, o gating em eventos com baixa positividade de SSC e CD20 identifica os linfócitos B. Podem também ser criadas portas sequenciais, o que permite identificar populações de interesse altamente eleitas; estas podem ser populações bastante pequenas. As portas podem também servir como "linhas de fronteira", concebidas para rodear populações normais; quaisquer populações atípicas que se situem fora destas podem ser facilmente identificadas. Esta abordagem é particularmente útil para distinguir entre células neoplásicas e as suas congéneres normais[57]

A escolha das estratégias de gating é vital. Os exemplos são:[58]

1. Análise ungated: é suficiente quando a maioria das células de uma amostra é anormal, por exemplo, PB com 90% de células leucémicas.

2. FSC versus SSC: uma estratégia de análise comummente utilizada. As células neoplásicas podem ser detectadas como uma população com propriedades FSC ou SSC nitidamente diferentes das células normais presentes.

3. Combinação de dispersão da luz (FSC ou SSC) e fluorescência, útil para analisar populações celulares mistas não resolvidas apenas pela dispersão da luz. Um exemplo é a seleção de CD45 versus SSC (Figura 3).

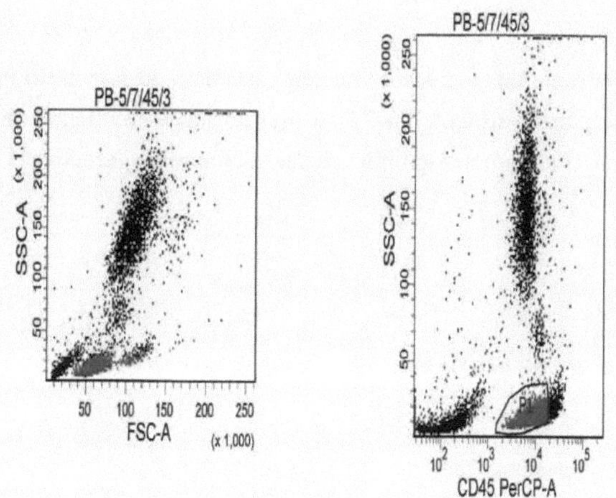

Figura 3. Estratégia de gating CD45 versus SSC da amostra de PB de um doente com LLC.

1.11.4 Vantagens e desvantagens da imunofenotipagem FC :

> **Vantagens:**[(60)]

1. As populações de células distintas são definidas pelo seu tamanho e granularidade.
2. As células mortas podem ser excluídas da análise.
3. Podem ser detectados antigénios de superfície com fraca expressão.
4. Pode ser efectuada uma análise multicolor (2, 3, 4), permitindo uma definição precisa do perfil de antigénio de superfície de células específicas.
5. Podem ser detectados dois tumores hematológicos malignos simultâneos.
6. A biopsia de tecidos pode ser evitada pela avaliação diagnóstica relativamente não invasiva dos fluidos corporais e das amostras de aspiração por agulha fina.

> **Desvantagens:**[(60)]

1. A BM esclerótica pode produzir um número demasiado reduzido de células para uma análise adequada.
2. Uma BM marcadamente hipercelular ou "compactada" pode produzir um número demasiado reduzido de células para análise.
3. Há uma perda de relações arquitectónicas.
4. Uma pequena população de células B monoclonais pode não ser detectada num linfoma de células B rico em células T ou rico em linfohistiócitos.

5. Os linfomas de células T que não têm um imunofenótipo aberrante podem não ser detectados.

6. Um imunofenótipo aberrante das células T (ou seja, ausência ou regulação negativa dos antigénios pan-células T, particularmente CD7) não indica necessariamente malignidade e pode ser observado na mononucleose infecciosa, dermatoses reactivas e doenças inflamatórias.

Capítulo 2. Doentes, materiais e métodos

2.1 Doentes:

Este estudo prospetivo transversal foi realizado em trinta doentes adultos, recém-diagnosticados com LLC, de 5 de dezembro de 2014 a 15 de abril de 2015. A sua idade média (anos) foi de 60,5 ± 10,8 (média ± DP), 25 eram do sexo masculino e 5 do sexo feminino.

Os doentes frequentavam a consulta externa de Hematologia no Hospital de Ensino de Oncologia da Cidade Médica. O diagnóstico baseou-se na morfologia e na imunofenotipagem das amostras de PB por um hematopatologista especializado nos Laboratórios de Ensino e no Hospital de Repouso/ departamento de citometria de fluxo da Cidade Médica em Bagdade. A CF para os marcadores de prognóstico foi efectuada utilizando um citómetro de fluxo a quatro cores (Partec Cyflow®, Alemanha) num laboratório privado em Bagdade.

Foi obtido um consentimento verbal de cada doente para aceitar a recolha de amostras de PB e o estudo foi aprovado pelo Conselho Iraquiano de Especializações Médicas. Foram recolhidos dados de cada doente através de questionários, incluindo: nome, idade, sexo, principais sintomas e sinais físicos, especialmente a presença de LAP, esplenomegalia e hepatomegalia. Foi utilizado o estadiamento clínico pelo sistema de estadiamento de Binet.[8]

2.2 Critérios de inclusão:

Critérios para a inclusão dos doentes:

1. Os doentes eram adultos e foram recolhidos sequencialmente, independentemente do sexo, da idade e do estádio da doença.

2. Todos os doentes com LLC foram diagnosticados recentemente e não estavam a receber qualquer quimioterapia antes da altura da recolha das amostras de sangue.

3. Os doentes têm uma contagem absoluta de linfócitos > $5*10^9$ com uma pontuação CLL > 3.[15]

2.3 Testes laboratoriais

2.3.1 Colheita de sangue

De cada doente incluído neste estudo, foi obtida uma amostra de 5 ml de sangue venoso por punção venosa da fossa anticubital, sob técnica asséptica, e as amostras foram recolhidas em tubos de K2-EDTA.

2.3.2 Hemograma, PB e contagem de reticulócitos:

As amostras de sangue foram examinadas para determinação do hemograma, incluindo hemoglobina, contagem de leucócitos e contagem diferencial de plaquetas, utilizando um analisador hematológico automático (Cell-DYN, RUBY Abbott Diagnostic, EUA). Os valores hematológicos para adultos normais são apresentados no quadro 6.[61] As películas de PB foram examinadas quanto à morfologia. As películas de sangue foram preparadas e coradas com a coloração de Leishman, utilizando os procedimentos normalizados publicados por Bain BJ e Lewis SM.[62] A contagem de reticulócitos foi efectuada manualmente e corada com a coloração de reticulócitos (nova coloração com azul de metileno), utilizando os procedimentos padrão recomendados por Bain BJ e Lewis SM[63] para excluir a presença de anemia hemolítica para efeitos de estadiamento clínico da doença. Nenhum dos doentes apresentou aumento ou diminuição do volume celular médio.

Tabela 6. Valores hematológicos para adultos normais (predominantemente da Europa e da América do Norte) expressos como média ± 2 DP (intervalo de 95%).[61]

Concentração de Hb: Homens 15 ± 2 g/dl Mulheres 13,5 ± 1,5 g/dl
Contagem de leucócitos 4,0-10,0x10^9/l
Contagem diferencial de glóbulos brancos Neutrófilos 2,0 - 7,0 x 10^9/l (40-80%) Linfócitos 1,0 - 3,0x10^9/l (20-40%) Monócitos 0,2 - 1,0 x10^9/l (2-10%) Eosinófilos 0,02 - 0,5 x10^9/l (1-6%) Basófilos 0,02 - 0,1 x10^9/l (<1-2%)
Contagem de plaquetas 280 ± 130 x 10^9/l
Contagem de reticulócitos 50-100x10^9/l (0,5-2,5%)

2.3.3 Imunofenotipagem por citometria de fluxo

Depois de os casos de LLC terem sido documentados nos Laboratórios de Ensino e no departamento de CF do Lar de Idosos Hospita l com base em contagens de PB, morfologia e imunofenotipagem (Figura 4), as amostras foram transferidas para uma caixa frigorífica (sendo 6 horas o tempo máximo desde a obtenção da amostra) para serem investigadas quanto à expressão dos antigénios marcadores de superfície CD49d, CD38 e ZAP-70 utilizando um citómetro de fluxo de quatro cores (Partec Cyflow® Cube 6, Alemanha).

A seleção das células de interesse foi efectuada em função da porta FSC/SSC. O software do dispositivo é baseado no software Windows™ FC (CyView™) e a ótica do instrumento utiliza 6 parâmetros ópticos: FSC e SSC funcionam em combinação com 4 canais de fluorescência (FL1-FL4).[64]

Reagentes utilizados para a FC:

> **CyLyse®** : é particularmente adequado para a contagem absoluta de células e para ensaios que exijam uma perda mínima de leucócitos. Os detritos residuais não precisam de ser

removidos por centrifugação devido às propriedades do tampão do reagente de lise. O reagente fixador A fixa e estabiliza os leucócitos e o reagente B para a lise dos eritrócitos.

> **CD49d:** (Clone 9F10, FITC, n.º de catálogo 555748) IgG1 de ratinho FITC, κ i controlo do tipo.

> **CD38:** (Clone HB7, APC, n.º de catálogo 345807) é derivado da hibridação de células de mieloma do rato P3-X63-Ag.653 com células do baço de ratinhos BALB/c imunizados com a linha de células BJAB. O CD38 é composto por cadeias pesadas de IgG1 de ratinho e cadeias leves kappa.

> **ZAP-70 :** (Clone 1E7.2, PE, n.º de catálogo 344635) é gerado a partir da fusão de células de mieloma AG8.553 com células do baço de ratinhos BALB/c imunizados com um péptido ZAP-70 282-307 conjugado com KLH. Anti- ZAP-70 composto por cadeias pesadas de IgG1 de ratinho e cadeias leves kappa.

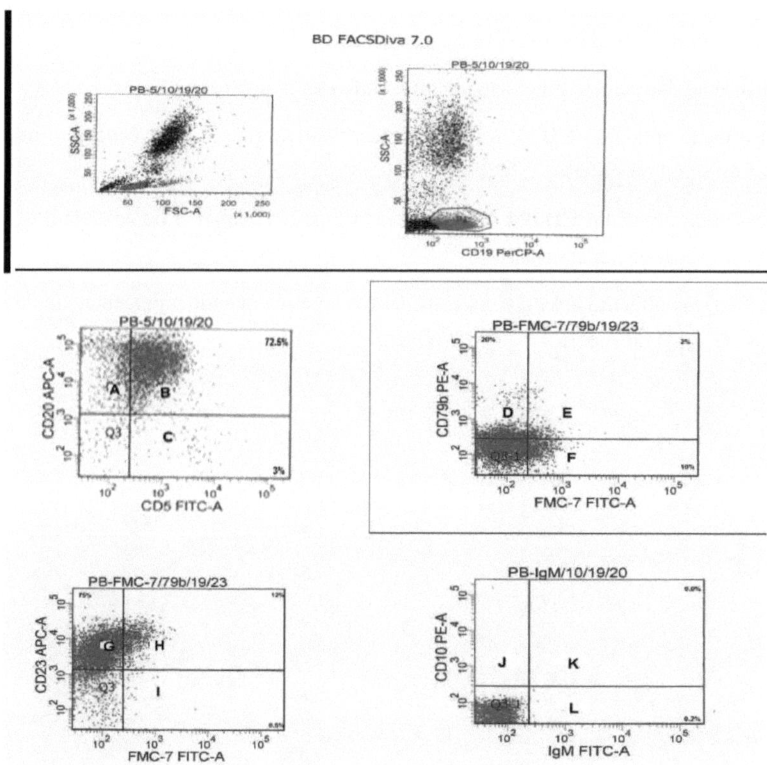

Figura 4. Achados imunofenotípicos da CLL com pontuação 5.

Expressão de CD5 = B (72,5) + C (3%) = 75,5% das células linfóides CD19+.

Expressão de CD79b = D (20%) + E (2%) = 22% das células linfóides CD19+.

Expressão de CD23 = G (75%) + H (12%) = 87% das células linfóides CD19+.

Expressão de FMC7 = H (12%) + I (0,5%) = 12,5% das células linfóides CD19+.

Expressão de SmIgM = K (0,0%) + L (0,2%) = 0,2% das células linfóides CD19+.

2.3.3.1 Procedimento de ensaio

Inclui 3 etapas:

1. Marcação de anticorpos: 100 µl de sangue total foram misturados com 10 µl de anticorpos conjugados num tubo de ensaio e, depois de bem misturados, a mistura foi incubada durante 15 minutos no escuro à temperatura ambiente.

2. Fixação de leucócitos: Misturar cuidadosamente 100 ml de reagente A com a mistura obtida na etapa 1 e incubar durante 10 minutos no escuro à temperatura ambiente.

3. Eritrócitos lysis: 2,5 ml de reagente B foram adicionados à mistura do passo 2, agitou-se suavemente e incubou-se durante 20 minutos no escuro.

2.3.3.2 Determinação da expressão do antigénio

A identificação das células foi efectuada utilizando os parâmetros FSC/SSC.

A expressão do antigénio **CD38** foi considerada positiva quando a percentagem de células positivas foi igual ou superior a 7 %.[51]

A expressão do antigénio **CD49d** foi considerada positiva quando a percentagem de células positivas era igual ou superior a 30 %.[65]

A expressão do antigénio **ZAP-70** foi considerada positiva quando a percentagem de células positivas era igual ou superior a 20 %.[51] (Figuras 5 _7)

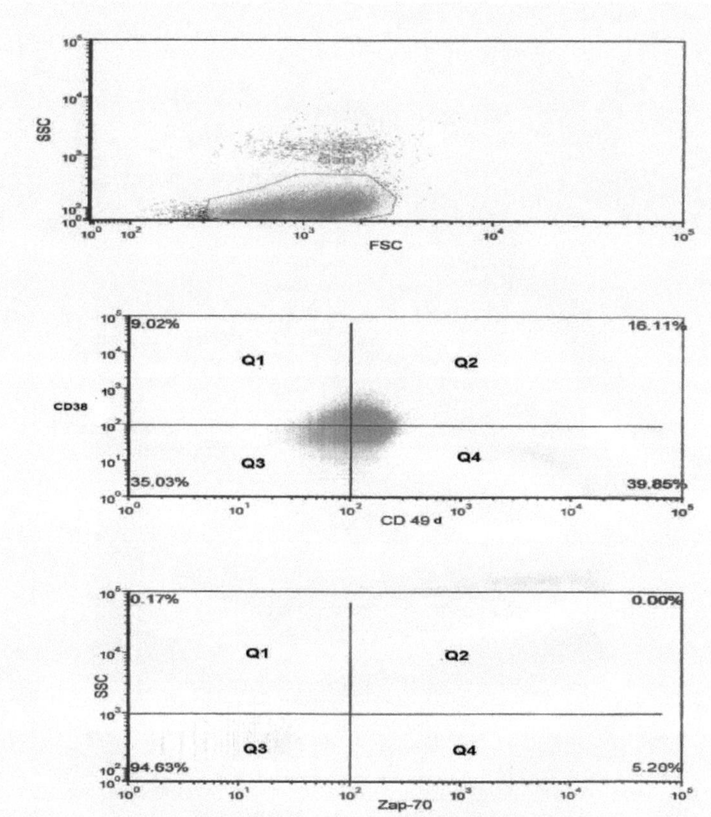

Figura 5. CLL com expressão positiva de CD49d, CD38 e expressão negativa de ZAP-70 por FC.

Expressão de CD49d = Q2 (16,11%) + Q4 (39,85%) = 55,96% das células linfóides.

Expressão de CD38 = Q1 (9,02%) + Q2 (16,11%) = 25,13% das células linfóides.

Expressão de ZAP-70 = Q2 (0,00%) + Q4 (5,20%) = 5,20% das células linfóides.

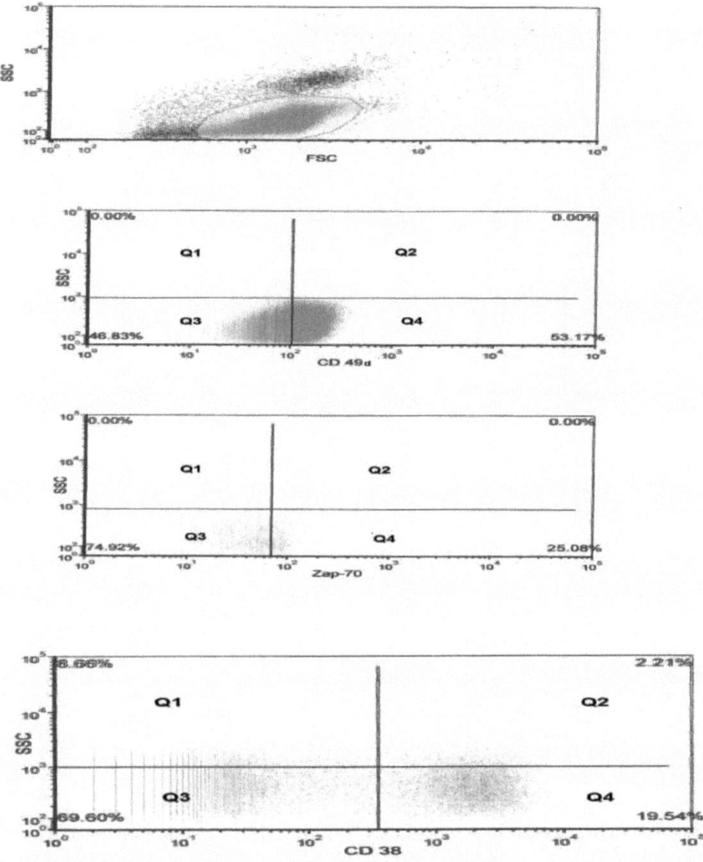

Figura 6. CLL com expressão positiva de CD49d, CD38 e ZAP-70 por FC.

Expressão de CD49d = Q2 (0,00%) + Q4 (53,71%) = 53,71% das células linfóides.

Expressão de CD38 = Q2 (2,21%) + Q4 (19,54%) = 21,75% das células linfóides.

Expressão de ZAP-70= Q2 (0,00%) + Q4 (25,08%) = 25,08% das células linfóides.

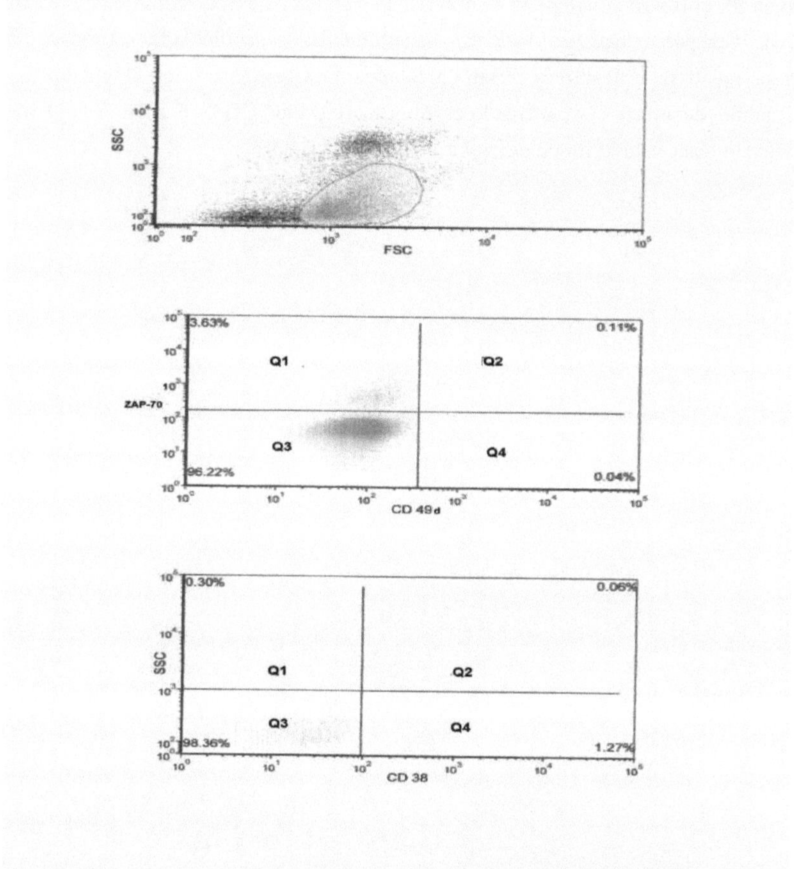

Figura 7. CLL com expressão negativa de CD49d, CD38 e ZAP-70 por FC.
Expressão de CD49d = Q2 (0. 11%) + Q4 (0,04%) = 0,15 % das células linfóides.
Expressão de CD38 = Q2 (0,06%) + Q4 (1,27%) = 1,33% das células linfóides.
Expressão de ZAP-70= Q1 (3,63%) + Q2 (0,11%) = 3,74% das células linfóides.

2.4 Análises estatísticas s:

A cada doente foi atribuído um número de identificação de série. Os dados foram revistos, limpos com dupla verificação, introduzidos no computador e analisados utilizando o Statistical Package for Social Sciences (SPSS) versão 20. Os dados categóricos foram apresentados sob a forma de tabelas de frequências e percentagens. Os testes do qui-quadrado de Pearson e exato de Fisher foram utilizados para avaliar a associação entre os dados categóricos dos doentes incluídos. As variáveis contínuas foram apresentadas sob a forma de média, desvios-padrão, mediana e intervalo. O teste de correlação não paramétrico rho de

Spearman foi utilizado d para prever a correlação entre os parâmetros dos doentes da amostra estudada. Os parâmetros de validade sensibilidade, especificidade, exatidão, valores preditivos positivos e negativos foram calculados para comparar o estadiamento de Binet (teste padrão de ouro) e os marcadores de DC (CD49d, CD38 e ZAP-70). O nível de significância neste estudo foi de um valor de p inferior a 0,05.

Capítulo 3. Resultados

3.1 Dados clínicos

3.1.1 Grupos etários

A idade média dos doentes com LLC incluídos neste estudo foi de 60,5 ± 10,8 (média ± DP) anos, com um intervalo de 45-85 anos. A percentagem mais elevada de doentes (36,7%) situa-se no grupo etário (50-59) anos (Figura 3.1).

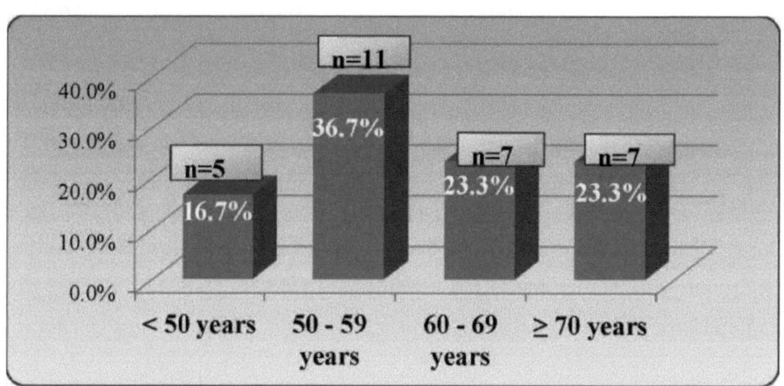

Figura 3.1. Distribuição dos doentes de acordo com o seu grupo etário, n=30.

3.1.2 Género

Observaram-se mais casos de leucemia linfocítica crónica em homens 25/30 (83,3 %) do que em mulheres 5/30 (16,7 %) com uma relação M: F de 5:1 (Figura 3.2).

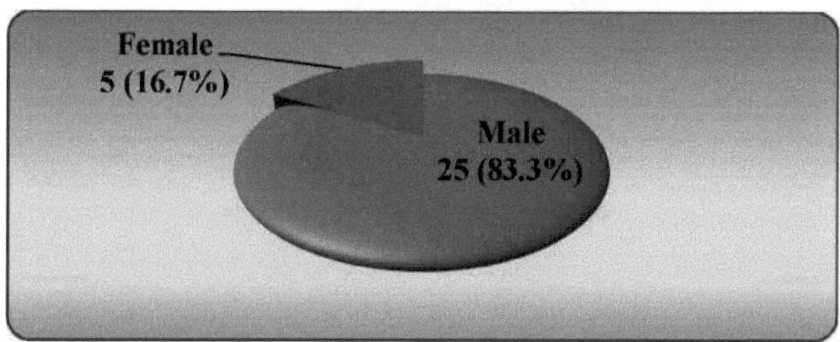

Figura 3.2. Distribuição dos doentes de acordo com o seu género, n=30.

Relativamente à relação entre a idade e o sexo dos doentes, verificou-se uma relação significativa entre a idade e o sexo dos doentes (p-value <0,05). Em que (64%) dos homens tinham menos de 60 anos de idade e todas as mulheres tinham >60 anos de idade (Tabela 3.1).

Tabela 3.1. Distribuição dos doentes de acordo com o seu género e grupo etário, n=30.

Grupos etários	**Homens N.º (%)**	**Feminino Não. (%)**	**Total Não. (%)**
< 60 anos	16 (64)	0 (0)	16 (53.4)
≥ 60 anos	9 (36)	5(100)	14 (46.6)
Total	25 (100)	5 (100)	30 (100)
Teste exato de Fisher=6,98 **p-valor=0,014**			

3.1.3 Caraterísticas clínicas

A Figura 3.3 mostra os sinais comuns dos doentes com LLC incluídos neste estudo, sendo os dois mais frequentes a linfadenopatia e a esplenomegalia (76,7% e 53,3%, respetivamente), seguidos da hepatomegalia e da palidez (Figura 3.3).

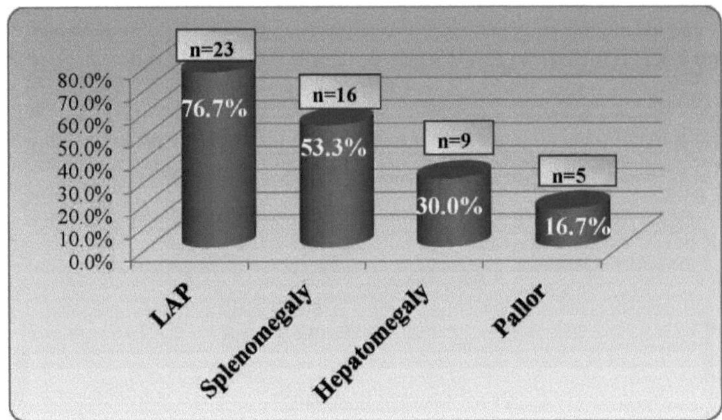

Figura 3.3. Frequência e percentagem dos doentes de acordo com os seus sinais de apresentação, n=30.

3.1.4 Distribuição dos doentes com LLC de acordo com o estadiamento de Binet

De acordo com o estadiamento de Binet, dos 30 casos estudados, 13 estavam no estádio A, 3 no estádio B e 14 no estádio C (Tabela 3.2).

Como se mostra na Tabela 3.3, a maioria dos doentes (62,5%) com menos de 60 anos apresentava doença avançada (estádio C), enquanto a maioria dos doentes (64,3%) com 60 anos ou mais apresentava doença precoce (estádio A), o que se revelou estatisticamente significativo com um valor de p = 0,03.

Tabela 3.2. Distribuição dos doentes de acordo com o estadiamento de Binet, n=30.

Estágio de Binet	Frequência	Percentagem
A	13	43.3
B	3	10
C	14	46.7
Total	30	100

Tabela 3.3. Comparação do estadiamento de Binet dos doentes de acordo com o seu género e grupos etários, n=30

Variáveis	Fases de Binet			Total	valor de p
Género	A (n=13) N.º (%)	B (n=3) N.º (%)	C (n=14) N.º (%)		
Masculino	9 (36.0)	3 (12.0)	13 (52.0)	25 (100)	0.138
Feminino	4 (80.0)	0 (0)	1 (20.0)	5(100)	
Grupos etários					
< 60 anos	4 (25.0)	2 (12.5)	10 (62.5)	16 (100)	**0.03**
≥ 60 anos	9 (64.3)	1 (7.1)	4 (28.6)	14 (100)	
Qui-quadrado de Pearson.					

3.1.5 Parâmetros hematológicos

A mediana da contagem absoluta de linfócitos (ALC) foi de 70,6 X10^9/L, enquanto a mediana da concentração de Hb foi de 10,65 g/dl e a mediana da contagem de plaquetas foi de 135,5 X10^9/L (Tabela 3.4).

Tabela 3.4. Parâmetros hematológicos de 30 doentes com LLC.

Parâmetros	Mediana	Intervalo interquartil (IQR)	Gama
ALC (x 10^9/L)	70.6	27 - 157	8.49-380
Hb (g/dl)	10.65	8 - 12.8	3.25-15
Plaquetas (x 10^9/L)	135.5	79 - 206	10.6-288

3.2 Marcadores de CD Expressão

A expressão de CD49d foi detectada em 18/30 doentes (60%), enquanto a expressão de CD38 foi detectada em 17/30 doentes (56,7%) e a expressão de ZAP-70 foi detectada em 9/30 doentes (30%), (Figura 3.4).

A média de expressão positiva de CD49d foi de 44,74% com um intervalo de 30%-75%, enquanto a de CD38 foi de 17,62% com um intervalo de 9%-29% e a de ZAP-70 foi de 26,97% com um intervalo de 21,5%-39% (Tabela 3.5).

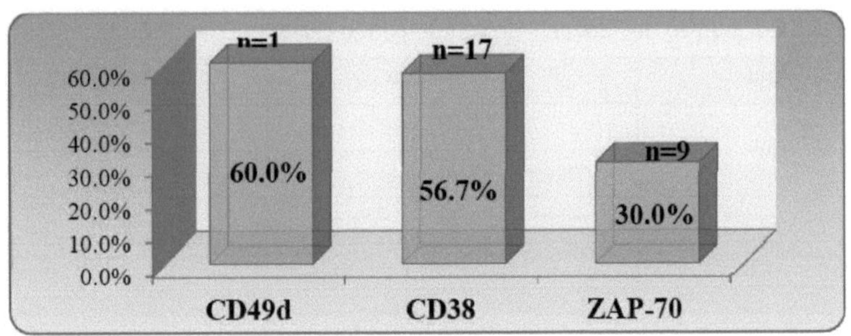

Figura 3.4. Percentagem de marcadores de CD com expressão positiva em doentes com LLC das amostras estudadas, n=30.

Tabela 3.5. Média e intervalo da expressão dos marcadores de DC estudados nos doentes, n=30.

Marcadores		Média% ± DP	Gama%
***CD49d**	Positivo	44.74 ± 15.1	30-75
	Negativo	6.9 ± 7.12	0.5-26
****CD38**	Positivo	17.62 ± 7.68	9-29
	Negativo	1.68 ± 1.54	0-6
*****ZAP-70**	Positivo	26.97 ± 7.29	21.5-39
	Negativo	2. 49 ± 2,5	0-10

***CD49d** considerado positivo≥ 30%, ** CD38 considerado positivo≥ 7%, *** ZAP-70 considerado positivo≥ 20%.

3.2.1 Correlação e relação dos marcadores entre si

Verificou-se uma correlação significativa entre todos os marcadores de CD de acordo com a sua percentagem de expressões. A correlação entre as expressões de CD49d e CD38 foi significativa, tal como entre as expressões de CD38 e ZAP-70, com um valor de p = 0,002, mas registou-se uma correlação significativa mais elevada entre CD49d e ZAP-70, com um valor de p = 0,001 (Tabela 3.6).

Tabela 3.6 Correlação de Spearman's rho entre os marcadores, n=30.

Parâmetros		CD49d	CD38
CD38	r	0.547	
	valor de p	**0.002**	
ZAP-70	r	0.576	0.541
	valor de p	**0.001**	**0.002**

Também se verificaram relações significativas entre os marcadores de CD de acordo com a positividade ou negatividade das suas expressões. A relação entre as expressões de CD49d e CD38 foi significativa com um valor de p < 0,001 (Tabela 3.7), entre as expressões de CD49d e ZAP-70 com um valor de p = 0,004 (Tabela 3.8) e entre as expressões de CD38 e ZAP-70 com um valor de p = 0,042 (Tabela 3.9).

Tabela 3.7. Comparação da expressão positiva entre os marcadores CD49d e CD38, n=30.

		CD49d		**Total Não. (%)**
		Negativo N.º (%)	Positivo Não. (%)	
CD38	Negativo	11 (84.6)	2 (15.4)	13 (100)
	Positivo	1 (5.9)	16 (94.1)	17 (100)
Total		12 (40)	18 (60)	30 (100)
Qui-quadrado de Pearson= 19,03 p-val ue <0,001				

Tabela 3.8. Comparação da expressão positiva entre os marcadores CD49d e ZAP-70, n=30.

		CD49d		**Total Não. (%)**
		Negativo N.º (%)	Positivo Não. (%)	
ZAP-70	Negativo	12 (57.1)	9 (42.9)	21 (100)
	Positivo	0 (0)	9(100)	9 (100)
Total		12 (40)	18 (60)	30 (100)
Teste exato de Fisher= 8,6 p-valor =0,004				

Tabela 3.9. Comparação da expressão positiva entre os marcadores CD38 e ZAP-70, n=30.

		CD38		**Total Não. (%)**
		Negativo N.º (%)	Positivo Não. (%)	
ZAP-70	Negativo	12 (57.1)	9 (42.9)	21 (100)
	Positivo	1 (11.1)	8 (88.9)	9(100)
Total		13 (43.3)	17 (56.7)	30 (100)
Teste exato de Fisher= 5,4 p-valor=0,042				

3.2.2 Relação entre a expressão de marcadores de DC e o estadiamento de Binet

Verificou-se uma relação estatisticamente significativa entre a expressão de CD49d e o estadiamento de Binet (estádio avançado e estádio inicial) com um valor de p = 0,035, enquanto não se verificou uma relação significativa entre CD38 e ZAP-70 e o estadiamento de Binet com um valor de p > 0,05 (Tabela 3.10).

Tabela 3.10. Comparação do estadiamento de Binet de doentes com LLC com expressão de marcadores de DC, n=30

Marcadores	**Estadiamento de Binet**		**Total (n=30) Não. (%)**	**valor de p**
	Estádio intermédio e avançado (B+C) (n=17) Não. (%)	Fase inicial (A) (n=13) Não. (%)		
CD49d				
Positivo	13 (76.5)	5 (38.5)	18 (60)	**0.**035*
Negativo	4 (23.5)	8 (61.5)	12 (40)	
CD38				
Positivo	12 (70.6)	5 (38.5)	17 (56.7)	0.078 *
Negativo	5 (29.4)	8 (61.5)	13 (43.3)	
ZAP-70				
Positivo	6 (35.3)	3 (23.1)	9 (30)	0,6 91 **
Negativo	11 (64.7)	10 (76.9)	21 (70)	
***Qui-quadrado de Pearson, exato de Fisher**				

3.2.3 Validade da expressão dos marcadores de DC como factores de previsão do prognóstico em relação ao estadiamento de Binet

Como se mostra na Tabela 3.11, o CD49d foi mais sensível (76,5%) do que os outros dois marcadores na previsão do estádio intermédio e avançado (estádio B+C) "estádios de mau prognóstico" com uma precisão de 70%, enquanto o ZAP-70 é mais específico do que os outros (76,9%), mas está associado à menor sensibilidade e precisão (35,3% e 53,3, respetivamente). A explicação dos parâmetros de validade foi apresentada no Quadro 2.2; página 45.

Tabela 3.11. Valores de validade dos testes de marcadores de DC como preditores de prognóstico em comparação com o estágio de Binet dos pacientes, n=30.

Marcadores	Sensibilidade	Especificidade	*PPV	**NPV	Exatidão
CD49d	76.5%	61.5%	72.2%	66.7%	70%
CD38	70.6%	61.5%	70.6%	61.5%	66.7%
ZAP-70	35.3%	76.9%	66.7%	47.6%	53.3%

***VPP**, valor preditivo positivo; **VNP, valor preditivo negativo.

Discussão

No presente estudo, a idade média de todos os doentes incluídos foi de 60,5 ± 10,8 anos, com uma mediana de 58 anos e um intervalo de 45 a 85 anos. Estes resultados foram comparáveis aos de outros estudos iraquianos realizados em 2010 e 2003, [66-68] de um estudo egípcio realizado em 2007[69] e de um estudo turco realizado em 2012.[70] A idade mediana de apresentação foi mais elevada nos países ocidentais. Esta diferença pode ser atribuída à diferença ambiental, educacional e à predisposição genética entre o Iraque e os países ocidentais.

A percentagem mais elevada de doentes (53,4%) encontrava-se no grupo etário dos 45-59 anos, o que foi comparável ao estudo turco de 2012[70], que indicou que 53,4% dos doentes tinham menos de 65 anos, em contraste com o estudo espanhol de 2014[73], que indicou que 36,3% dos doentes tinham menos de 59 anos. Esta diferença pode estar relacionada com diferenças ambientais e predisposição genética.

Os casos de LLC foram observados mais no sexo masculino (83,3% dos casos) do que no sexo feminino, com um rácio M:F de 5:1, que é mais elevado do que o relatado por outros estudos iraquianos.[66-68] Esta diferença pode dever-se à diferença na dimensão da amostra. No entanto, em todos os estudos, a conclusão da predominância masculina foi fixa, o que pode estar relacionado com a base genética, tal como demonstrado por um estudo efectuado por Cantu ES et al. 2013.[74]

Verificou-se que existia uma relação significativa entre o género do doente e o grupo etário (p-value =0,014), em que todas as mulheres apresentavam uma idade superior a 60 anos, enquanto uma percentagem mais elevada de homens (64%) apresentava uma idade inferior a 60 anos, o que é comparável ao detectado por Catovsky D et al. 2014.[75]

Os dois sinais mais frequentes foram LAP e esplenomegalia (76,7% e 53,3%, respetivamente), seguidos de hepatomegalia e palidez (30% e 16,7%, respetivamente). Estes resultados foram comparáveis aos publicados no Iraque por Jasim HN et al. 2010[68] e Mohammed S et al. 2010,[67] no Egito por Assem M et al. 2009[76] e na U SA por Lee JS et al. 1987[77] que referiram que o sinal mais frequente era a LAP.

Relativamente ao estadiamento clínico dos doentes com LLC neste estudo, aplicando o estadiamento de Binet, 46,7% dos doentes encontravam-se no estádio C, 43,3% dos doentes estavam no estádio A e os restantes no estádio B (10%). Este resultado é comparável ao publicado por Jasim HN et al,[68] que referiu que 54% dos doentes se encontravam na fase C. Outros estudos iraquianos referiram uma percentagem mais elevada de doentes na fase C (63,3% e 64,7%) por Ja'afar AM et al,[66] e Mohammed S et al,[67] respetivamente, provavelmente devido à melhoria dos instrumentos de diagnóstico e a uma melhor sensibilização dos doentes que procuram os serviços médicos.

Em contraste com os países ocidentais, que apresentaram uma percentagem mais baixa de doentes que se encontravam no estádio C, atingindo 9%, e uma percentagem mais elevada de doentes no estádio A, atingindo 60%, [(2,78)] o que pode ser atribuído ao controlo regular dos seus doentes e pode ser atribuído ao facto de os nossos doentes se negligenciarem a si próprios, no entanto, os resultados deste estudo mostraram uma melhoria na deteção precoce da doença.

Embora não tenha havido uma correlação significativa entre o estadiamento de Binet e o género do doente, mais mulheres do que homens (80% vs. 36%) apresentaram o estadio A, o que é comparável ao detectado por Catovsky D et al. 2014.[(75)] Como um grande estudo de base populacional mostrou que a LLC tem uma evolução clínica mais benigna nas mulheres do que nos homens.[(79,80)]

Quanto à relação entre o estadiamento de Binet e a idade dos pacientes, que é dividida em duas categorias (<60 anos e≥ 60 anos), verificou-se que houve relação significativa entre a idade dos pacientes e o estadiamento de Binet (p-valor =0,03), em que 64,3% dos pacientes que tinham≥ 60 anos apresentavam estágio A, enquanto 62,5% dos pacientes que tinham <60 anos apresentavam estágio C.

Esta caraterística não era comparável à detectada por Montserrat E, et al. 1991[(81)] que referiram não existir uma relação significativa entre a idade dos doentes e o estadiamento de Binet, em que o estádio A representava 47,9% dos doentes com menos de 50 anos e 49,7% dos doentes com ≥ 50 anos, enquanto o estádio C representava 17,1% (<50 anos) e 20,9% (≥50 anos). Isto pode estar relacionado com a diferença no ponto de corte de idade selecionado.

Relativamente aos parâmetros hematológicos dos doentes, o nível mediano de ALC foi de 70,6 $*10^9/L$; a Hb foi de 10,6 g/dl e o nível mediano de contagem de plaquetas foi de 135,5 $*10^9/L$. Estes resultados foram comparáveis a outros estudos iraquianos,[(66-68)] Assem M et al. 2007[(74)] e outro estudo ocidental efectuado por Cavalcanti Júnior GB et al. 2005.[(82)]

No que diz respeito à expressão dos marcadores CD, entre os 30 casos de LLC recentemente diagnosticados que foram incluídos neste estudo, 60% mostraram a expressão do antigénio CD49d, próximo do resultado de Uzay A et al. 2012[(70)] que relatou que o CD49d foi expresso em 52% dos casos de LLC. No entanto, os resultados deste estudo foram superiores aos 47% registados por Gattei V et al. 2008,[(2)] aos 39% registados por Zucchetto A et al. 2013,[(83)] aos 38% registados por Bulian P et al. 2014.[(78)] E estes resultados podem ser explicados pela diferença étnica s e pela maior dimensão da amostra dos outros estudos.

A expressão de CD49d mostrou uma distribuição bimodal, com a maioria dos doentes a apresentar níveis de expressão muito elevados ou muito baixos. A percentagem média (intervalo) de expressão positiva de CD49d foi de 44,74% (30-75), enquanto a expressão negativa foi de 6,9% (0,5 -26). Este facto minimizou o número de casos com expressão limítrofe de CD49d agrupados em torno do ponto de corte, tornando o CD49d uma escolha pragmática de biomarcador para um prognóstico fiável da LLC.[(78)]

Relativamente ao CD38, este foi expresso em 56,7% dos casos de LLC. O resultado deste estudo foi mais elevado do que o registado por Hassanein NM et al. 2010[(84)] (32,4%), D'Arena G et al. 2007[(85)] (29%), Wiestner A et al. 2003[(86)] (30%), Hus I, et al. 2006[(87)] (33,3%). Estas diferenças podem dever-se à escolha de um ponto de corte ideal para o número de células CD38+ve, uma vez que estes estudos utilizaram um ponto de corte de 20-30%, em contraste com o presente estudo que utiliza um ponto de corte de 7% para a expressão de CD38. Os maiores estudos efectuados até à data concluíram que um ponto de corte de 7% era o melhor para separar diferentes grupos de prognóstico.[(86,88)]

Krober A et al. 2002[(88)] efectuaram estatísticas log-rank selecionadas ao máximo para avaliar um possível valor de corte para a expressão de CD38 no que diz respeito a alterações na distribuição do tempo de sobrevivência e no tempo até à progressão da doença. O nível de expressão de CD38 estimado que produziu a melhor separação de dois subgrupos com diferentes probabilidades de sobrevivência foi de 7%.

Relativamente à expressão de ZAP-70, neste estudo, 30% mostraram expressão de ZAP-70, em concordância com D'Arena G et al. 2007[(85)], (36%), Del Principe MI et al. 2006[(1)] (36%), Hus I et al. 2006[(87)] (36,5%). O resultado deste estudo foi inferior ao registado por Uzay A et al. 2012[(70)] (79,4%) e Schroers R et al. 2005[(46)] (46,8%). Estes cinco estudos efectuados na Europa apresentaram resultados diferentes.

Relativamente à correlação entre o CD49d e outros parâmetros de prognóstico (CD38 e ZAP-70), quando considerados como variáveis contínuas, a percentagem de expressão de CD49d foi significativamente correlacionada com as percentagens de expressão de CD38 ($r = 0,547$, $P = 0,002$) e de expressão de ZAP-70 ($r = 0,576$, $P = 0,001$).

A relação estatisticamente significativa mais forte foi entre o CD49d e o CD38 com um valor de $p < 0,001$, seguido do CD49d e do ZAP-70 (valor de $p = 0,004$) e uma associação mais baixa, mas ainda assim significativa, entre o CD38 e o ZAP-70 (valor de $p = 0,042$). Este resultado é consistente com o obtido por Gattei V et al. 2008,[(2)] Shanafelt TD et al. 2008[(89)] e Zucchetto A et al. 2006.[(90)]

Este estudo mostrou que existia uma relação significativa entre a expressão de CD49d e o estádio clínico da LLC (estadiamento de Binet) com um valor de p de 0,035. Este resultado estava de acordo com Zucchetto A et al. 2006,[(90)] Shanafelt TD et al. 2008[(89)] e Gattei V et al. 2008.[(2)]

A doença em fase avançada está associada a uma elevada massa tumoral, que por sua vez está associada a uma extensa invasão de órgãos e tecidos pelas células CLL. Assim, em doentes com doença em fase avançada, deverá haver uma maior produção de integrinas e ligandos, tal como esperado.[70]

O CD49d medeia as interações entre as células B da LLC e as células do estroma e facilita a resistência in vitro à apoptose espontânea e à apoptose induzida por fármacos.[91] A associação do CD49d com outros parâmetros de mau prognóstico (CD38+ e ZAP-70+) no presente estudo implica que os clones leucémicos com estas caraterísticas moleculares podem receber uma alimentação estromal reforçada, com os consequentes efeitos na viabilidade das células leucémicas, na migração e na resistência à apoptose/[92-95])

A expressão de CD49d influencia uma série de factores relacionados com as propriedades migratórias e invasivas das células B de CLL, incluindo a adesão à fibronectina e ao endotélio,[96] a regulação positiva de MMP-9 através da sinalização fosfatidilinositol 3 quinase/Akt, a formação de podossomas[97] e a motilidade dependente de quimiocinas através do endotélio.[98]

Outros demonstraram que a interação CD49d-fibronectina reduz a apoptose espontânea nas células B de LLC através do aumento do rácio Bcl-2/Bax e parece também reduzir a apoptose induzida pela fludarabina através do aumento dos níveis de Bcl-XL [91,99]. Isto poderá explicar o facto de a expressão de CD49d estar associada a uma doença em fase avançada.

O valor prognóstico real da expressão elevada de CD49d tornar-se-ia mais definitivo se fosse investigado em doentes com LLC em fase inicial, onde é expresso em 38,5% dos doentes, pelo que seria interessante examinar a forma como a doença progride em doentes com LLC de baixo risco que têm uma expressão elevada de CD49d na altura do diagnóstico. Se for demonstrado que os doentes em fase inicial com expressão elevada de CD49d têm uma progressão mais rápida da doença, então o valor prognóstico da expressão de CD49d ficará firmemente estabelecido.

Para o CD38 e o ZAP-70, não se registou uma relação significativa com o estadiamento de Binet (p-value>0,05). Este resultado é consistente com o de Assem M et al. 2009 (Egito),[76] e Sorour A et al. 2007 (Egito).[69] Em contrapartida, a maioria dos estudos a nível mundial encontrou uma relação significativa, por exemplo, D'Arena G et al. 2007 (Itália),[85] Schroers R et al. 2005 (Alemanha),[100] e Del Principe ML et al. 2006 (Itália).[1] A razão para esta discrepância pode dever-se a uma população de estudo diferente e ao baixo número de casos no presente estudo.

No que diz respeito à avaliação da validade dos marcadores de CD como maus prognosticadores de casos de LLC em relação ao estadiamento de Binet, verificámos que o CD49d é altamente sensível (76,5%) e específico (61,5%) com a maior precisão (70%) do que outros marcadores de CD, mas, infelizmente, não foram encontrados outros estudos para comparação.

Conclusões

1. A expressão de CD49d nas células B de LLC foi detectada em mais de metade dos doentes e foi superior à expressão de CD38 e ZAP-70.

2. A expressão de CD49d foi significativamente correlacionada com outros parâmetros de mau prognóstico, CD38 e ZAP-70.

3. O impacto prognóstico adverso do CD49d é consistente com a demonstração de níveis de expressão mais elevados do CD49d em células de LBC de doentes em fase intermédia e avançada, de acordo com o estadiamento de Binet.

4. O CD49d tem a sensibilidade e a precisão mais elevadas, com uma especificidade considerável, quando comparado com o CD38 e o ZAP-70, pelo que o CD49d é uma escolha pragmática de biomarcador para um prognóstico fiável da LLC.

Referências

1. Del Principe ML, Del Poeta G, Buccisano F, et al. Significado clínico da expressão da proteína ZAP-70 na leucemia linfocítica crónica de células B. *Blood* 2006; 108(3): 853-861.

2. Gattei V, Bulian P, Del Principle ML, et al. Relevância da expressão da proteína CD49d como prognosticador da sobrevivência global e da doença progressiva na leucemia linfocítica crónica. *Blood* 2008; 111(2): 865-873.

3. Malavasi F, Deaglio S, Damle R, et al. CD38 e leucemia linfocítica crónica: uma década depois. *Blood* 2011; 118(13): 3470-3478.

4. Chiorazzi N. Implicações dos novos marcadores de prognóstico na leucemia linfocítica crónica. *Sangue* 2012; 2012(1): 76-87.

5. Hernández JA, González M, Hernández JM. Prognostic Factors in Chronic Lymphoid Leukemia and Identification of New Clinically Relevant Molecular Markers (Factores de Prognóstico na Leucemia Linfoide Crónica e Identificação de Novos Marcadores Moleculares Clinicamente Relevantes). Disponível em: http://www.intechopen.com/books/chronic-lymphocytic-leukemia (Acedido em 10 Fev 2012).

6. Kipps TJ. Chronic Lymphocytic Leukemia and Related Diseases (Leucemia Linfocítica Crónica e Doenças Relacionadas). In: Kaushansky K, Beutler E, Lichtman MA, et al. *Williams Hematology*. 8a ed. China: The McGraw-Hill Companies, Inc. 2010; 94: 2279-2363.

7. Zenz T, Mertens D, Küppers R, et al. From Pathogenesis to Treatment of Chronic Lymphocytic Leukaemia (Da Patogénese ao Tratamento da Leucemia Linfocítica Crónica). *Nat Rev Cancer* 2010; 10(1): 37-50.

8. Hallek M, Cheson BD, Catovsky D, et al. Orientações para o diagnóstico e tratamento da leucemia linfocítica crónica: um relatório do Workshop Internacional sobre Leucemia Linfocítica Crónica que actualiza as orientações do National Cancer Institute-Working Group 1996. *Blood* 2008; 111(12): 5446- 5456.

9. Quais são as principais estatísticas da leucemia linfocítica crónica? Sociedade Americana do Cancro. Última revisão médica: 01/06/2015, Última Revisão: 26/02/2015. Disponível em: http://www. cancer. org/Cancer/LeukemiaChronicLymphocyticCLL/DetailedGu ide.

10. Gribben JG. Como trato a LLC à partida. *Sangue* 2010; 115(2):187-97.

11. Mir MA, Liu D, et al. Leucemia linfocítica crónica. Atualizado: 3 de abril de 2015. Disponível em: http://emedicine.medscape.com/article/199313-overview#a0156.

12. Slager SL, Kay NE. Familial Chronic Lymphocytic Leukemia: O que é que isso significa para mim? *Clin Lymphoma Myeloma* 2009; 9:194-197.

13. Quais são os factores de risco da leucemia linfocítica crónica? Sociedade Americana do

Cancro. Última revisão médica: 01/06/2015, Última Revisão: 26/02/2015. Disponível em: http://www.cancer.org/Cancer/LeukemiaChronicLymphocyticCLL/DetailedGu ide .

14.Ghia P, Rawstron AC. Etiologia da LLC: O papel dos MBL. In: O'Brien S, Gribben JG *chronic lymohocytic leukemia.* EUA, Informa Healthcare, Inc. 2008; 5: 69-90.

15.Catovsky D, Montserrat E. Chronic lymphocytic leukaemia and other B-cell disorders. In: Hoffbrand AV, Catovsky D, Tuddenham EG et al. editores. *Postgraduate Haematology.* 6th ed. REINO UNIDO: Blackwell Publishing. 2011; 530-556.

16.Zenz T, Benner A, Duhrsen U, et al. BCL2-938C>A polymorphism and disease progression in chronic lymphocytic leukemia. *Leukemia & Lymphoma* 2009; 5(11): 1837-1842.

17.Hanlon K, Rudin CE, Harries LW. Investigating the targets of MIR-15a and MIR-16-1 in patients with chronic lymphocytic leukemia (CLL). *PLoS One* 2009; 4(9):e7169.

18.Fabbri M, Bottoni A, Shimizu M, et al. Associação de um circuito de feedback microRNA/TP53 com a patogénese e o resultado da leucemia linfocítica crónica de células B. *JAMA* 2011; 305(1):59-67.

19.Johnston JB, Seftel M, Gibson SB. Chronic Lymphocytic Leukemia (Leucemia Linfocítica Crónica). In: Greer JP, Foerster J, Rodgers GM et al. editores. *Wintrobe's Clinical Hematology.* 12ª edição. Philadelphia: William's and Wilkins 2009; 93: 2215-2256.

20.Bene MC, Nebe T, Bettelheim P, et al. Imunofenotipagem da leucemia aguda e das doenças linfoproliferativas: uma proposta de consenso do pacote de trabalho 10 da Rede Europeia de Leucemia. *Leukemia* 2011; 25(4): 567-574.

21.Oscier D, Dearden C, Erem E, et al. Diretrizes para o diagnóstico, investigação e tratamento da leucemia linfocítica crónica. *British Journal of Haematology* 2012; 159: 541-564.

22.Matutes E, Attygalle A, Wotherspoon A. Diagnostic issues in chronic lymphocytic leukaemia (CLL). *Melhores Práticas e Investigação em Hematologia Clínica* 2010; 23: 3-20.

23.Matutes E, Polliack A. Morphological and immunophenotypic features of chronic lymphocytic leukemia. *Rev Clin Exp Hematol* 2000; 4(1):22-47.

24.Secretário do BCSH. Orientações sobre o diagnóstico e a gestão da leucemia linfocítica crónica. *British Journal of* Haematology2004; 125: 294-317.

25.Jung G, Eisenmmann JC, Thiebault S, et al. A determinação do CD43 na superfície celular melhora a precisão do diagnóstico nas doenças tardias das células B. *Br J Haematol* 2003; 120:496-9.

26.Palumbo GA, Parrinello N, Fargione G, et al. A expressão de CD200 pode ajudar no diagnóstico diferencial entre o linfoma de células do manto e a leucemia linfocítica crónica de células B. *LeukRes* 2009; 33:1212-6.

27.DOhner H, Stilgenbauer S, Benner A, et al. Genomic aberrations and survival in chronic lymphocytic leukemia (Aberrações genómicas e sobrevivência na leucemia linfocítica crónica). *N Engl J Med* 2000; 343: 1910-1916.

28.Shanafelt TD, Witzig TE, Fink SR, et al. Avaliação prospetiva da evolução clonal durante o acompanhamento a longo prazo de doentes com leucemia linfocítica crónica em fase inicial não tratada. *J Clin Oncol* 2006; 24:4634-4641.

29.Foa R, Del Giudice I, Guerini A, et al. Implicações clínicas da genética molecular da leucemia linfocítica crónica. *Haematologica* 2013; 98:675685.

30.Bain BJ. Leukaemia Diagnosis. 4ª ed. REINO UNIDO: Blackwell publishing; 2010.

31.Paraskevas F. Clinical Flow Cytometry. In: Greer JP, Foerster J, Rodgers GM et al. editores. *Wintrobe's Clinical Hematology.* 12ª edição. Philadelphia: William's and Wilkins 2009; 2: 21-41.

32.Zenz T, DOhner H, Stilgenbauer S. Differential Diagnosis, Staging, and Prognostic Factors (Diagnóstico Diferencial, Estadiamento e Factores de Prognóstico). In: O'Brien S, Gribben JG *chronic lymohocytic leukemia.* EUA, Informa Healthcare, Inc. 2008; 7: 103-120.

33.Zenz T, FrOhling S, Mertens D, et al. Passagem dos factores de prognóstico aos factores preditivos na leucemia linfocítica crónica (LLC). *Best Practice & Research Clinical Haematology* 2010; 23:71-84.

34.Sagatys LM, Zhang L. Clinical and Laboratory Prognostic Indicators in Chronic Lymphocytic Leukemia (Indicadores de Prognóstico Clínico e Laboratorial na Leucemia Linfocítica Crónica). *Cancer Control.* 2012; 19(1):18-25.

35.Furman RR. Marcadores de prognóstico e estratificação da leucemia linfocítica crónica. *Sangue* 2010; 77-81.

36.Ouillette P, Erba H, Kujawski L, et al. O perfil genómico integrado da leucemia linfocítica crónica identifica subtipos da deleção 13q14. *Cancer Research* 2008; 68(4): 1012-1021.

37.Parker H, Rose-Zerilli MJ, Parker A, et al. Anatomia da deleção 13q e progressão da doença em pacientes com leucemia linfocítica crónica. *Leukemia* 2011; 25(3): 489-497.

38.Puente XS, Pinyol M, Quesada V, et al. A sequenciação do genoma completo identifica mutações recorrentes na leucemia linfocítica crónica. *Nature* 2011; 475(7354):101-105.

39.Balatti V, Bottoni A, Palamarchuk A, et al. Mutações NOTCH1 em CLL associadas à trissomia 12. *Blood* 2012; 119(2):329-331.

40.Knight SJ, Yau C, Clifford R, et al. Quantificação das distribuições subclonais de aberrações genómicas recorrentes em amostras emparelhadas de pré-tratamento e recidiva de doentes com leucemia linfocítica crónica de células B. *Leukemia* 2012; 26(7):1564-1575.

41.Dicker F, Herholz H, Schnittger S, et al. A deteção de mutações no gene TP53 na leucemia linfocítica crónica prevê de forma independente a rápida progressão da doença e está altamente correlacionada com um cariótipo aberrante complexo. *Leukemia* 2009; 23:117-24.

42.Schroers R, Griesinger F, Trumper L, et al. Análise combinada da expressão de ZAP-70 e CD38 como fator de previsão da progressão da doença na leucemia linfocítica crónica de células B. *Leukemia* 2005; 19(5):750-758.

43.Deaglio S, Vaisitti T, Zucchetto A, Gattei V, Malavasi F. CD38 como uma bússola molecular que orienta as decisões topográficas das células da leucemia linfocítica crónica. *Semin Cancer Biol* 2010; 20(6):416-423.

44.Centro Nacional de Informação Biotecnológica USNLoM. Molécula CD38. Disponível em: http://www.ncbi.nlm.nih.gov/pubmed (Acedido em 24 de maio de 2011).

45.Sagatys LM, Zhang L. Clinical and Laboratory Prognostic Indicators in Chronic Lymphocytic Leukemia (Indicadores de Prognóstico Clínico e Laboratorial na Leucemia Linfocítica Crónica). Cancer Control. 2012; 19(1):18-25.

46.Malavasi F, Deaglio S, Damle R, et al.CD38 and chronic lymphocytic leukemia: a decade later. *Blood* 2011; 118(13):3470-3478.

47.Matutes E, Morilla R, Morilla A M. Immunophenotyping. In: Bain B J, Bates I, Laffan M A et al editores. Dacie and Lewis Practical Haematology. 11ª edição. Philadelphia: Elsevier. 2011; 16: 353-366.

48.Ottaggio L, Viaggi S, Zunino A, et al. Aberrações cromossómicas avaliadas por hibridação genómica comparativa na leucemia linfocítica crónica de células B: correlação com a expressão de CD38. *Haematologica.* 2003; 88(7):769-777.

49.Montserrat E, Hillmen P. Leucemia linfocítica crónica e outras doenças das células B. In: Hoffbrand AV, Higgs DR, Keeling DM et al. editores. *Postgraduate Haematology.* 7th ed. REINO UNIDO: Blackwell publishing. 2016; 514-523.

50.Buggins AGS, Levi A, Gohil S, et al. Evidência de um complexo macromolecular em CLL de mau prognóstico que contém CD38, CD49d, CD44 e MMP-9. *Br J Haematol* 2011; 154(2): 216-222.

51.Zucchetto A, Vaisitti T, Benedetti D, et al. O complexo CD49d/CD29 está física e funcionalmente associado ao CD38 em células de leucemia linfocítica crónica de células B. *Leukemia* 2012; 26(6):1301-1312.

52.Wiestner A, Rosenwald A, Barry TS, et al. A expressão de ZAP-70 identifica um subtipo de leucemia linfocítica crónica com genes de imunoglobulina não mutados, resultado clínico inferior e perfil de expressão genética distinto. *Blood* 2003; 101(12):4944-4951.

53.Rassenti LZ, Jain S, Keating MJ, et al. Relative value of ZAP-70, CD38, and immunoglobulin mutation status in predicting aggressive disease in chronic lymphocytic leukemia. *Blood* 2008; 112(5):1923-1930.

54. Calpe E, Codony C, Batista MJ, et al. ZAP-70 aumenta a migração de linfócitos B malignos para CCL21 induzindo a expressão de CCR7 através da ativação de IgM-ERK1/2. *Blood* 2011; 118(16):4401-4410.

55. Jain P, O'Brien S. Richter's Transformation in Chronic Lymphocytic Leukemia (Transformação de Richter na Leucemia Linfocítica Crónica). Disponível em: http://www.cancernetwork.com/ (acedido em 18 de dezembro de 2012).

56. Rossi D, Gaidano G. Richter syndrome: molecular insights and clinical perspectives. *Hematol Oncol* 2009; 27:1-10.

57. Sun T. Principles of Flow Cytometry (Princípios da citometria de fluxo). In: *Flow Cytometry and Immunohistochemistry for Hematologic Neoplasms (Citometria de Fluxo e Imunohistoquímica para Neoplasias Hematológicas).* 1ª edição. Lippincott Williams & Wilkins 2008; 2: 5-22.

58. Stetler-Stevenson M e Yuan CM. Citometria de fluxo. In: Erber WN editor. *Diagnostic Techniques in Hematological Malignancies.* New York: Cambridge University Press. 2010; 3: 51-70.

59. Brown M, Wittwer Carl. Citometria de fluxo: princípios e aplicações clínicas em hematologia. Clinical Chemistry 2000; 46(8): 1221-1229.

60. Dunphy CH. Aplicações da citometria de fluxo e da imunohistoquímica à hematopatologia de diagnóstico. *Arch Pathol Lab Med* 2004; 128: 1004-1022.

61. Bates I, Lewis M. Intervalos de referência e valores normais. In: Bain B J, Bates I, Laffan M A et al editores. *Dacie and Lewis Practical Haematology.* 11ª edição. Philadelphia: Elsevier. 2011; 2:11-22.

62. Bain BJ, Lewis M. Métodos de preparação e coloração de filmes de sangue e medula óssea. In: Bain B J, Bates I, Laffan M A et al editores. *Dacie and l.ewis Practical Haematology.* 11ª edição. Philadelphia: Elsevier. 2011; 4: 57-68.

63. Briggs C, Bain B J. Técnicas hematológicas básicas. In: Bain B J, Bates I, Laffan M A et al editores. *Dacie and Lewis Practical Haematology.* 11ª edição. Philadelphia: Elsevier. 2011; 3: 24-41.

64. Sysmex. *CyFlow® Cube 6.* Disponível em: http://www. sysmex-partec.com/instrumentation/products.html?&tx cyclosproductfinder cyc pf display[product]==1024&tx cyclosproductfinder cyc pf display[action]=show& tx cyclosproductfinder cyc pf display[controllerl=Product (acedido em 20 de fevereiro de 2014).

65. Zucchetto A, Bomben R, Dal Bo M, et al. Um sistema de pontuação baseado na expressão de seis moléculas de superfície permite a identificação de três grupos de risco prognóstico na leucemia linfocítica crónica de células B. *Journal of Cellular Physiology* 2005; 207, 354-363.

66. Ja'afar AM, AL-Rubaie HA, Mustafa SA, et al. Análise de hibridação in situ do mRNA do

gene de supressão do cancro p-53 e do oncogene Bcl-2 na Leucemia Linfocítica Crónica. *Fac Med Baghdad* 2010; 52(2):175-179.

67.Mohammed S, AL-Rubaie HA, Abid SA. Análise imunohistoquímica do CD34 para avaliar a angiogénese na leucemia linfocítica crónica. *Fac Med Baghdad* 2013; 55(2):131-134.

68.Jasim HN, AL-Mudallal SS. Expressão imuno-histoquímica de Bcl2 e Ki67 na Leucemia Linfocítica Crónica (LLC). Tese de Mestrado (Caminho) Universidade Al-Nahrain 2010.

69.Sorour A, ElSorady M. Expression of CD38 and ZAP-70 in Chronic Lymphocytic Leukemia and Their Relation to Clinical Stage (Expressão de CD38 e ZAP-70 na leucemia linfocítica crónica e sua relação com o estádio clínico). *Jornal do Instituto de Investigação Médica* 2007; 28(2):174-80.

70.Uzay A, Topta§ T, Kaygusuz I, et al. O valor prognóstico da expressão de CD49d em doentes turcos com leucemia linfocítica crónica. *Turk J Hematol* 2012; 29: 354-360.

71.Delgado J e Villamor N. Leucemia linfocítica crónica em indivíduos jovens revisitada. *Haematologica* 2014; 99(1): 4-5.

72.Rai KR e Keating MJ. Leucemia linfocítica crónica. In: Bast RC, Kute DW, Pollock RE, et al (editores). *Cancer Medicine.* 5ª ed. Hamilton (ON): BC Decker, 2000.

73.Baumann T, Delgado J, Santacruz R, et al. Leucemia linfocítica crónica no idoso: caraterísticas clínico-biológicas, resultados e proposta de um modelo de prognóstico. *Haematologica* 2014; 99(10): 1599- 1604.

74.Cantu ES, McGill JR et al. Rácios entre os sexos masculino e feminino de anomalias detectadas por hibridação fluorescente in situ numa população de doentes com leucemia linfocítica crónica. *Hematol Rep* 2013; 5(1): 13-17.

75.Catovsky D, Wade R e Else M. The clinical significance of patients' sex in chronic lymphocytic leukemia (O significado clínico do sexo dos doentes na leucemia linfocítica crónica). *Haematologica* 2014 ; 99(6): 1088-1094.

76.Assem M, Abdel Hamid T, Kohla S, et al. O significado prognóstico da expressão combinada de ZAP-70 e CD38 na leucemia linfocítica crónica. *Journal of the Egyptian Nat* 2009; 21(4): 287-297.

77.Lee JS, Dixon DO, Kantarjian HM, et al. Prognóstico da leucemia linfocítica crónica: Uma Análise de Regressão Multivariada de 325 Pacientes Não Tratados. *Blood* 1987; 69(3): 929-936.

78.Bulian P, Shanafelt TD, Fegan C, et al. CD49d é o mais forte preditor de sobrevivência global baseado em citometria de fluxo na leucemia linfocítica crónica. *Sociedade Americana de Oncologia Clínica* 2014; 23(9): 897-904.

79.Kristinsson SY, Dickman PW, Wilson WH, et al. Melhoria da sobrevivência na leucemia linfocítica crónica na última década: um estudo de base populacional que incluiu 11 179 doentes diagnosticados entre 1973 e 2003 na Suécia. *Haematologica* 2009; 94(9): 1259-65.

80.Ailawadhi S, Yang D, Jain N, et al. Disparidades étnicas na sobrevivência da leucemia linfocítica crónica: uma revisão da base de dados SEER. *Sangue* 2012; 120(21): 757.

81.Montserrat E, Gomis F, Vallespi T, et al. Presenting Features and Prognosis of Chronic Lymphocytic Leukemia in Younger Adults. *Sangue* 1991; 78(6): 15451551.

82.Cavalcanti Júnior GB; Sales VS; Cavalcanti e Silva DG, et al. Deteção de CD5 em doenças linfoproliferativas crônicas de células B por citometria de fluxo: forte expressão na leucemia linfocítica crônica de células B. *Ata Cirúrgica Brasileira* 2005; 20(1): 56-62.

83.Zucchetto A, Caldana C, Benedetti D, et al. CD49d é sobre-expresso por células de leucemia linfocítica crónica com trissomia 12: evidência de um mecanismo de regulação dependente de metilação. *Sangue* 2013; 122(9): 3317-3321.

84.Hassanein NM, Perkinson KR, Alcancía F, et al. Um ensaio de citometria de fluxo de quatro cores de tubo único para avaliação da expressão de ZAP-70 e CD38 na leucemia linfocítica crónica. *Am J Clin Pathol* 2010; 133: 708-717.

85.D'Arena G, Tarnani M, Rumi C et al. Significado prognóstico da análise combinada de ZAP-70 e CD38 na leucemia linfocítica crónica. *American Journal of Hematology* 2007; 82:787-791.

86.Wiestner A, Rosenwald A, Barry TS, et al. A expressão de ZAP-70 identifica um subtipo de leucemia linfocítica crónica com genes de imunoglobulina não mutados, resultado clínico inferior e perfil de expressão genética distinto. *Blood* 2003; 101 (12):4944-4951.

87.Hus I, Podhorecka M, Bojarska-Junak A, et al. The clinical significance of ZAP-70 and CD38 expression in B-cell chronic lymphocytic leukaemia. *Annals of Oncology* 2006; 17(4): 683-690.

88.Krober A, Seiler T, Benner A, et al. Estado da mutação V(H), nível de expressão de CD38, aberrações genómicas e sobrevivência na leucemia linfocítica crónica. *Blood* 2002; 100:1410-1416.

89.Shanafelt TD, Geyer SM, Bone ND, et al. A expressão de CD49d é um indicador independente da sobrevivência global em doentes com leucemia linfocítica crónica: um parâmetro de prognóstico com potencial terapêutico. *British Journal of Haematology* 2008; 140, 537-546.

90.Zucchetto A, Bomben R, Dal Bo M, et al. CD49d in B-cell chronic lymphocytic leukemia: correlated expression with CD38 and prognostic relevance. *Leucemia* 2006; 20, 523-525.

91.De la Fuente MT, Casanova B, Moyano JV, et al. Engagement of alpha4beta1 integrin by fibronectin induces in vitro resistanceof B chronic lymphocytic leukemia cells to fludarabine.

Journal of Leukocyte Biology 2002; 71:495-502.

92.Burger JA, Zvaifler NJ, Tsukada N, et al. Os sinoviócitos semelhantes a fibroblastos apoiam a pseudoemperipolese das células B através de um mecanismo dependente do fator-1 derivado das células estromais e do CD106 (VCAM-1) . *Journal of Clinical Investigation* 2001; 107:305-315.

93.Pedersen IM, Kitada S, Leoni LM, et al. Protection of CLL B cells by a follicular dendritic cell line is dependent on induction of Mcl-1. *Blood* 2002; 100:1795-1801.

94.Plate JM, Long BW e Kelkar SB. Role of beta2 integrins in the prevention of apoptosis in chronic lymphocytic leukemia B cells. *Leukemia* 2002; 14:34-39.

95.Till KJ, Lin K, Zuzel M, et al. The chemokine recetor CCR7 and alpha4 integrin are important for migration of chronic lymphocytic leukemia cells into lymph nodes. *Blood* 2002: 99:2977-2984.

96.Vincent AM, Cawley JC e Burthem J. Integrin function in chronic lymphocytic leukemia. *Sangue* 1996; 87: 4780-4788.

97.Redondo-Munoz J, Escobar-Diaz E, Samaniego R, et al. A MMP-9 na leucemia linfocítica crónica de células B é regulada positivamente pela integrina {alfa}4{beta}1 ou pelo envolvimento do CXCR4 através de vias de sinalização distintas, localiza-se nos podossomas e está envolvida na invasão e migração celular. *Sangue* 2006; 108:3143-3151.

98.Till KJ, Spiller DG, Harris RJ, et al. As células B CLL, mas não as normais, dependem do VEGF autócrino e da integrina alfa4beta1 para a motilidade induzida por quimiocinas no endotélio e através dele. *Sangue* 2005; 105: 4813-4819.

99.De la Fuente MT, Casanova B, Cantero E, et al. Involvement of p53 in alpha4beta1 integrin-mediated resistance of B-CLL cells to fludarabine. *Biochemical and Biophysical Research Communications* 2003; 311:708-712.

100. Schroers R, Griesinger F, Trümper L, et al. Análise combinada da expressão de ZAP-70 e CD38 como fator de previsão da progressão da doença na leucemia linfocítica crónica de células B. *Leukemia* 2005; 19:750-758.

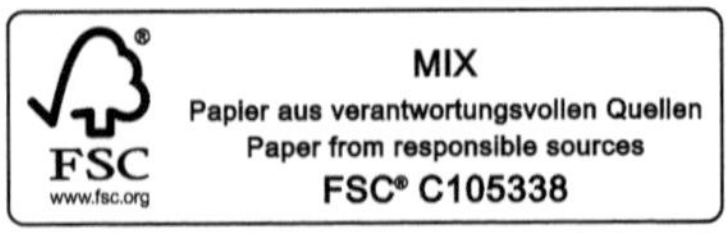

Printed by Books on Demand GmbH, Norderstedt / Germany